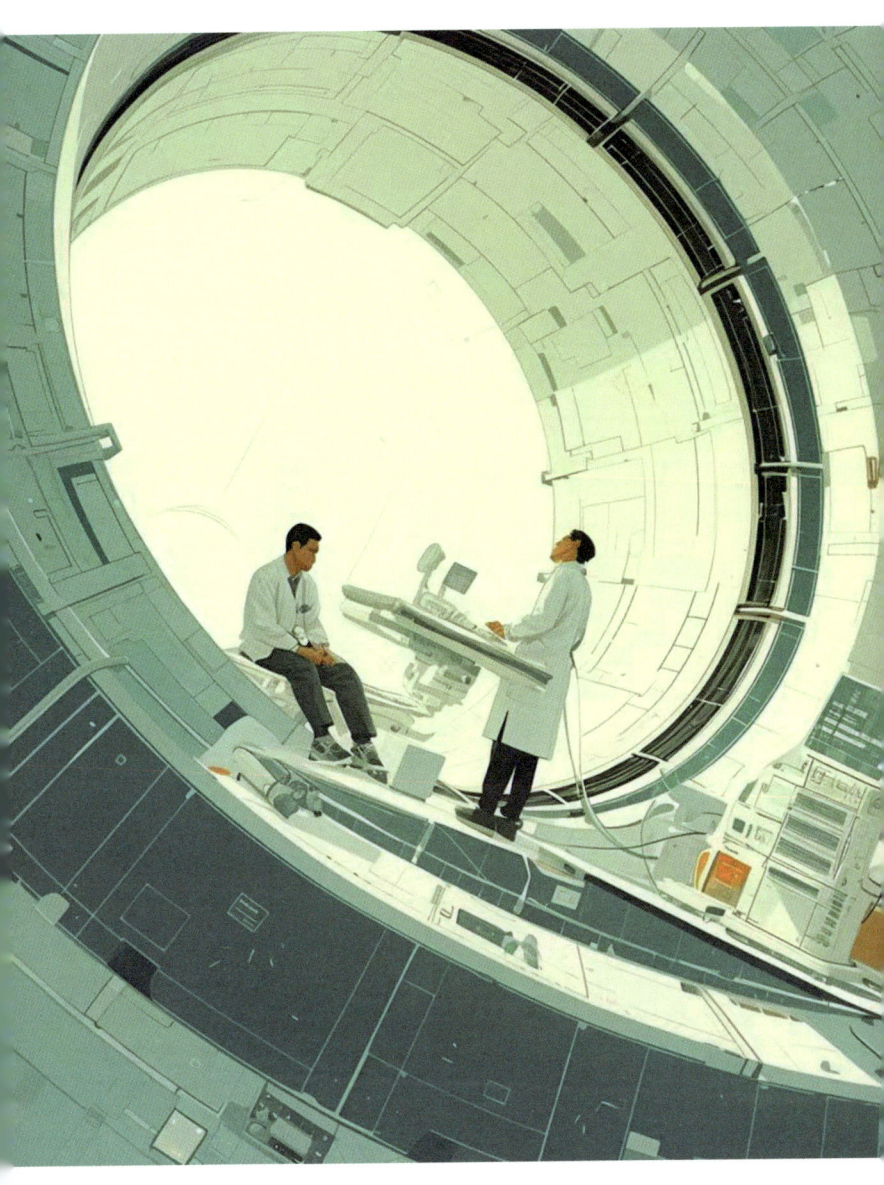

放疗前,专家会诊治疗方案

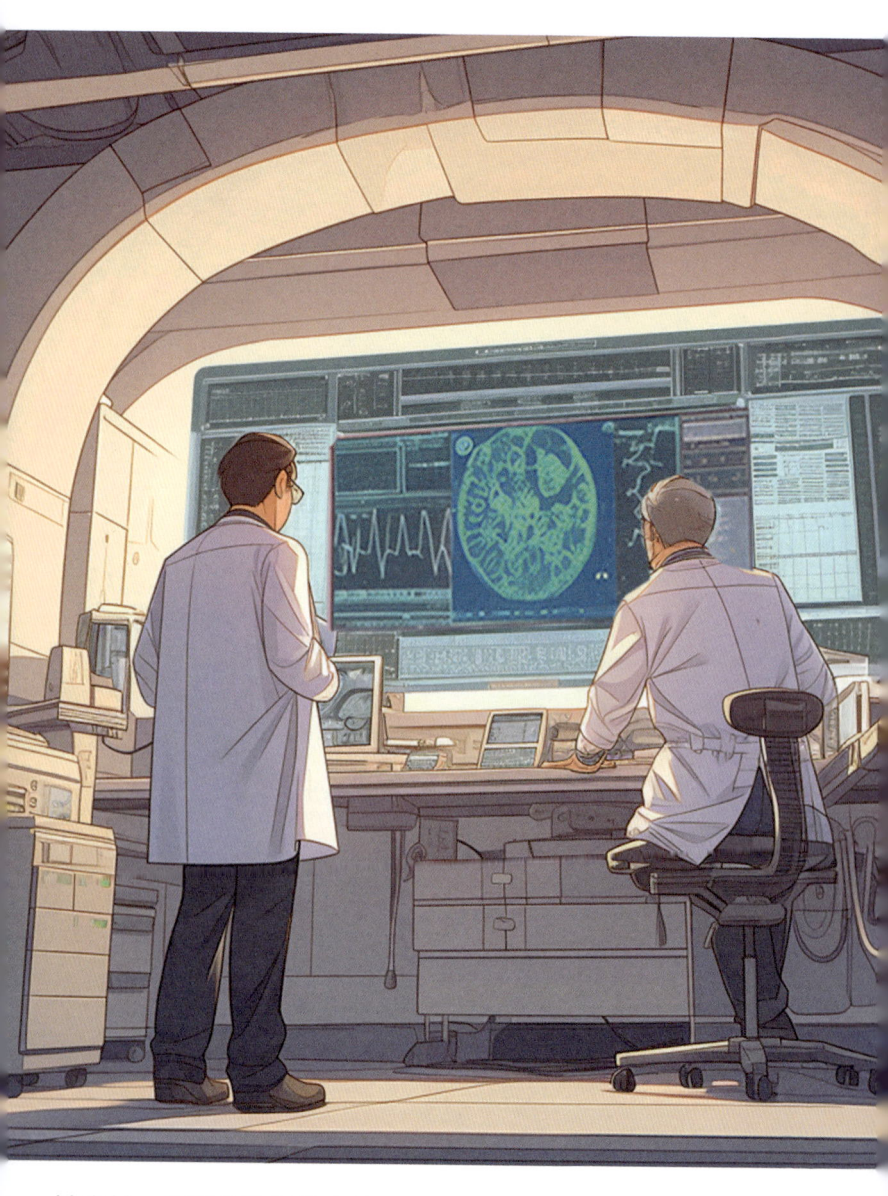

放疗前，专家会诊评估病情

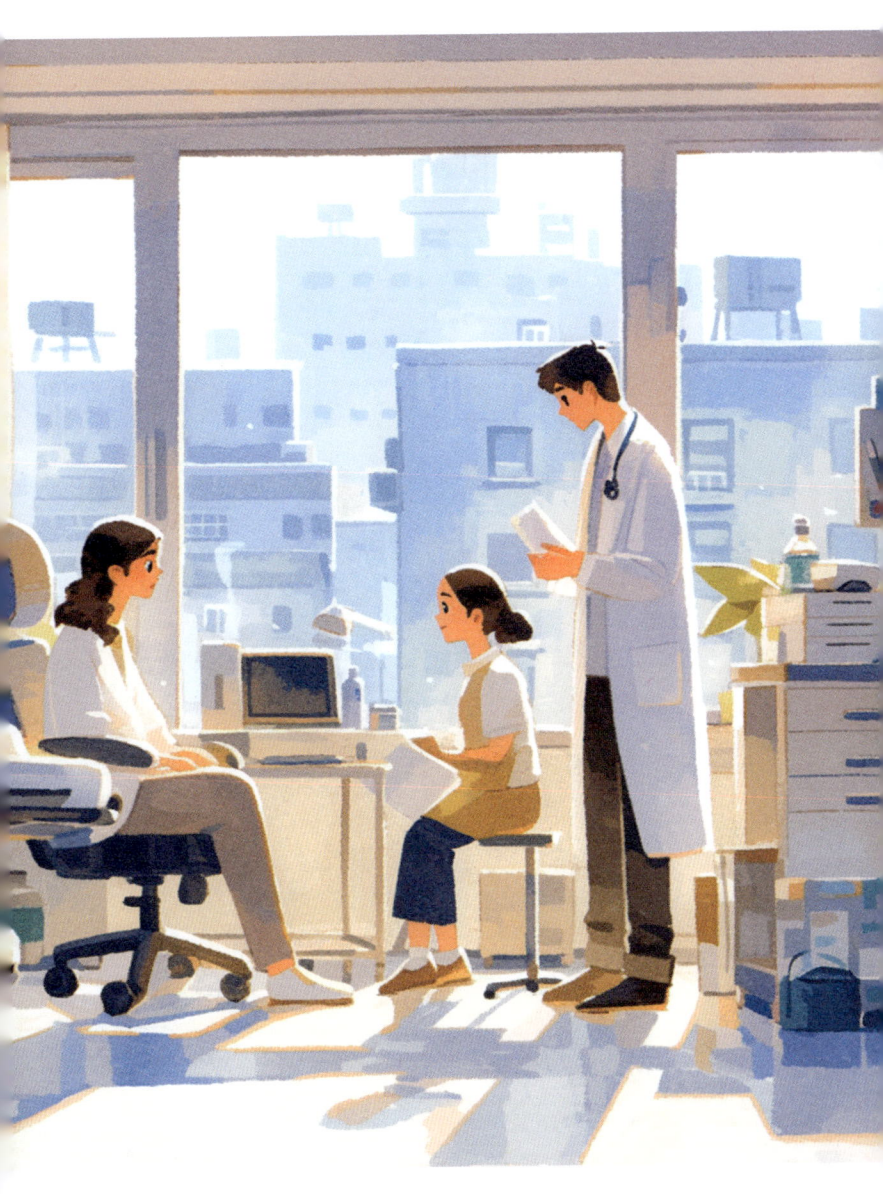

放疗前,医患床旁沟通了解

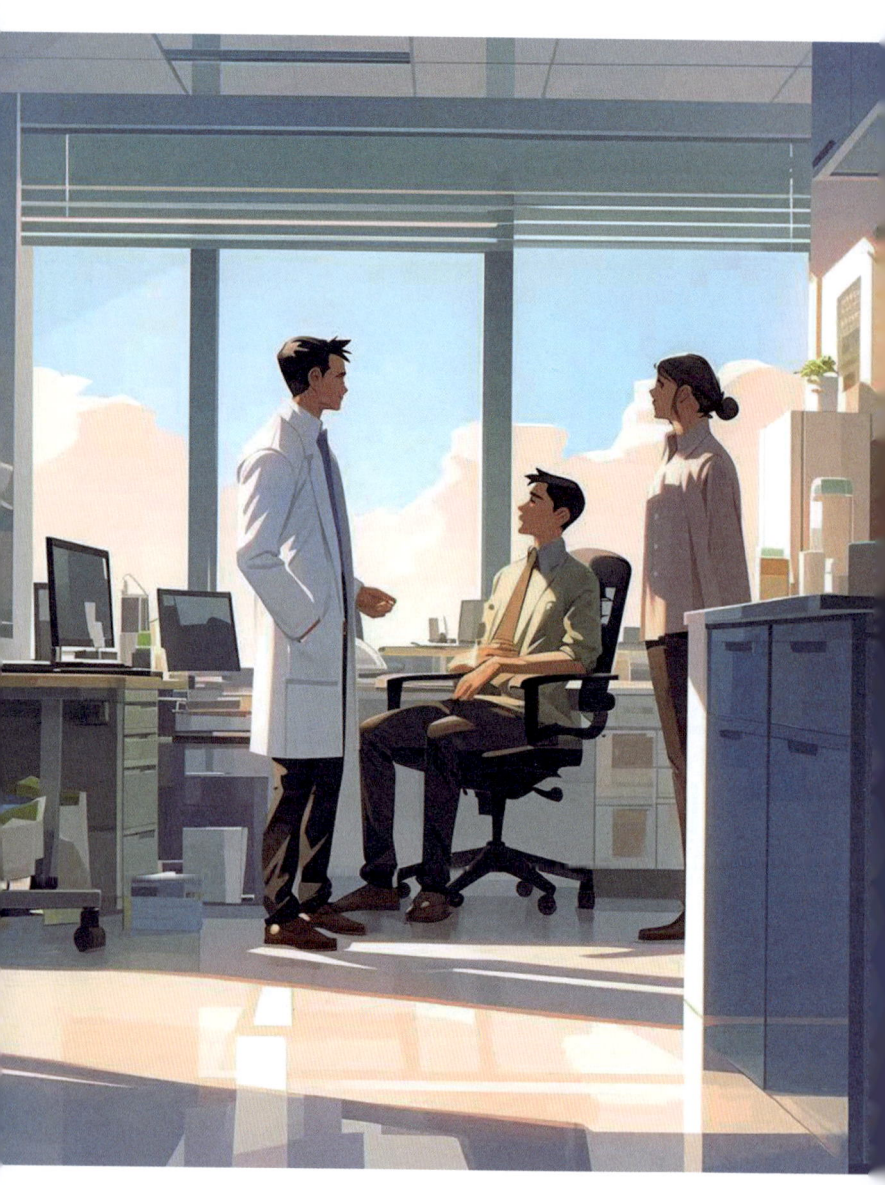

医患协商确定放疗方案

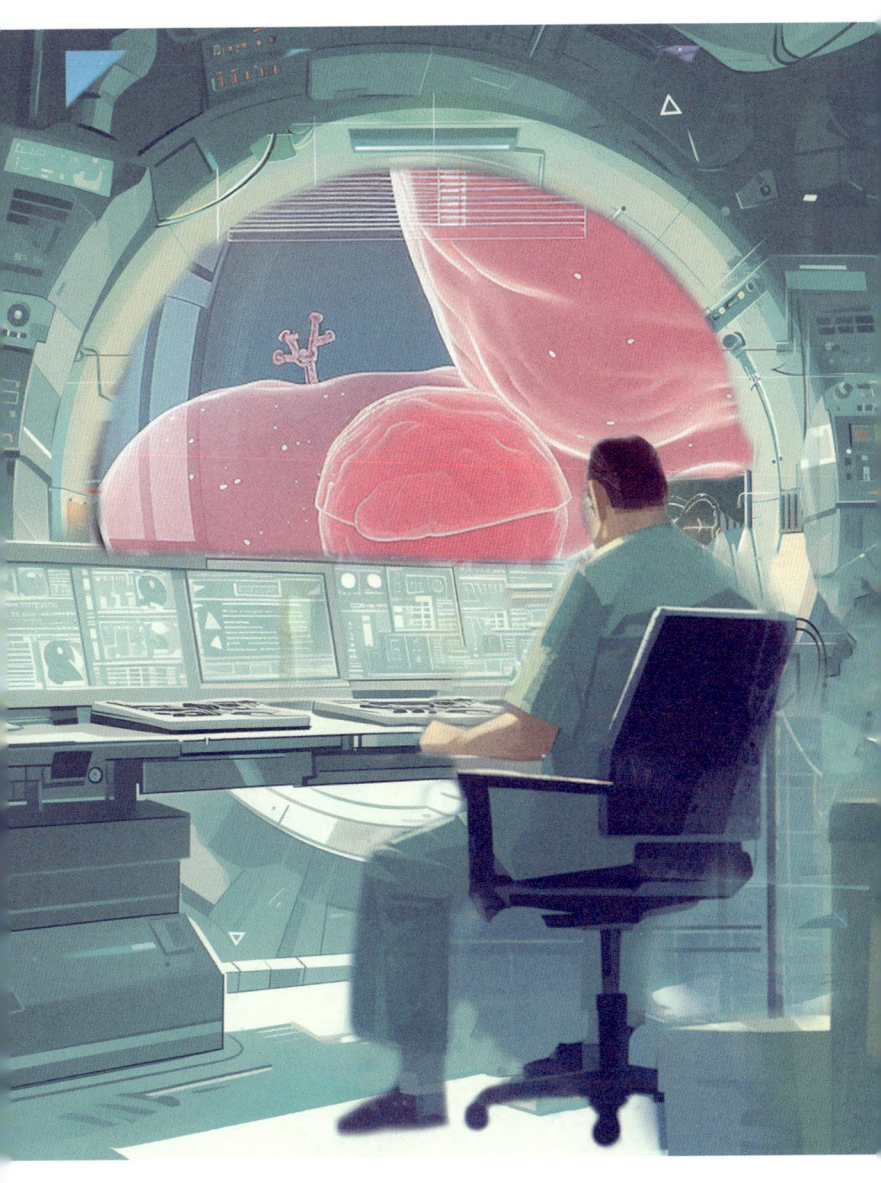

精准放疗开始了

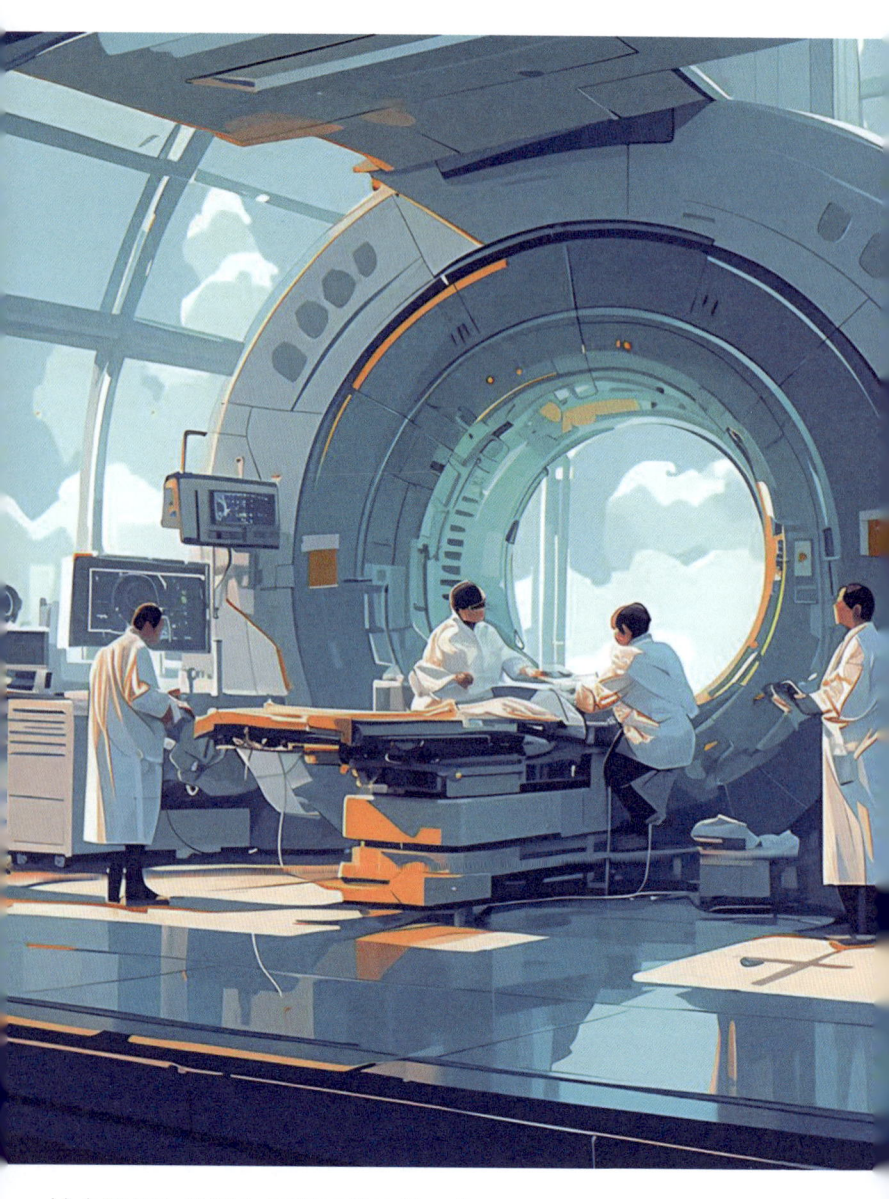
放疗医师和技师在严谨而紧张地工作

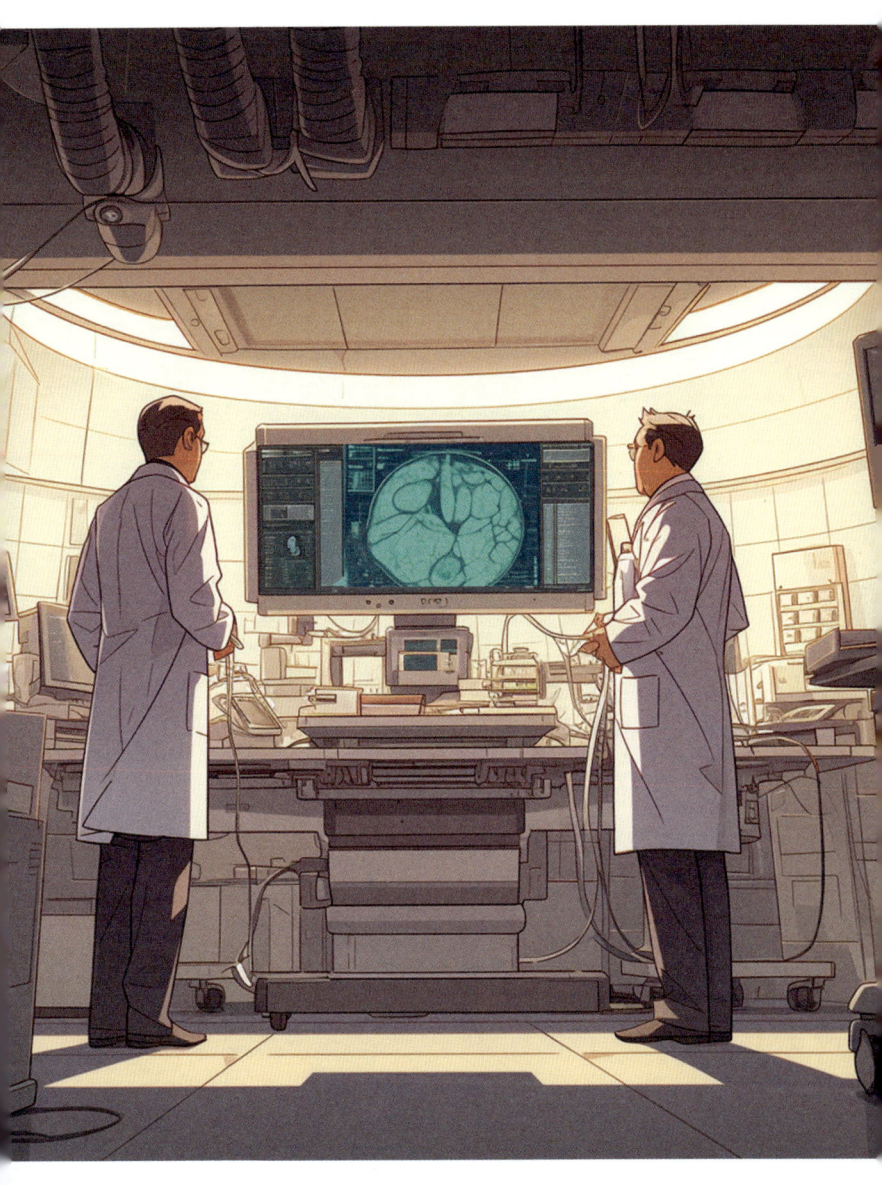

放疗后，专家在分析评估疗效

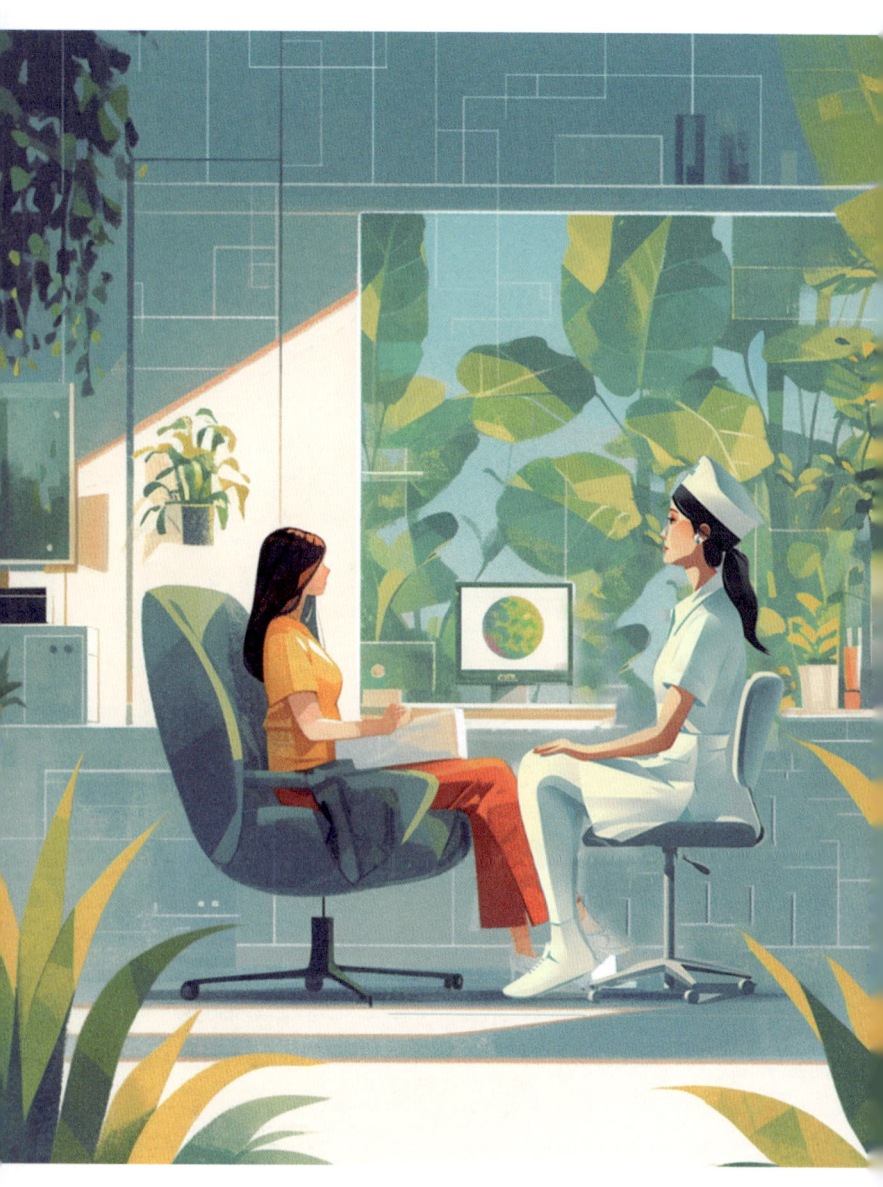

放疗后，医患沟通回访事宜

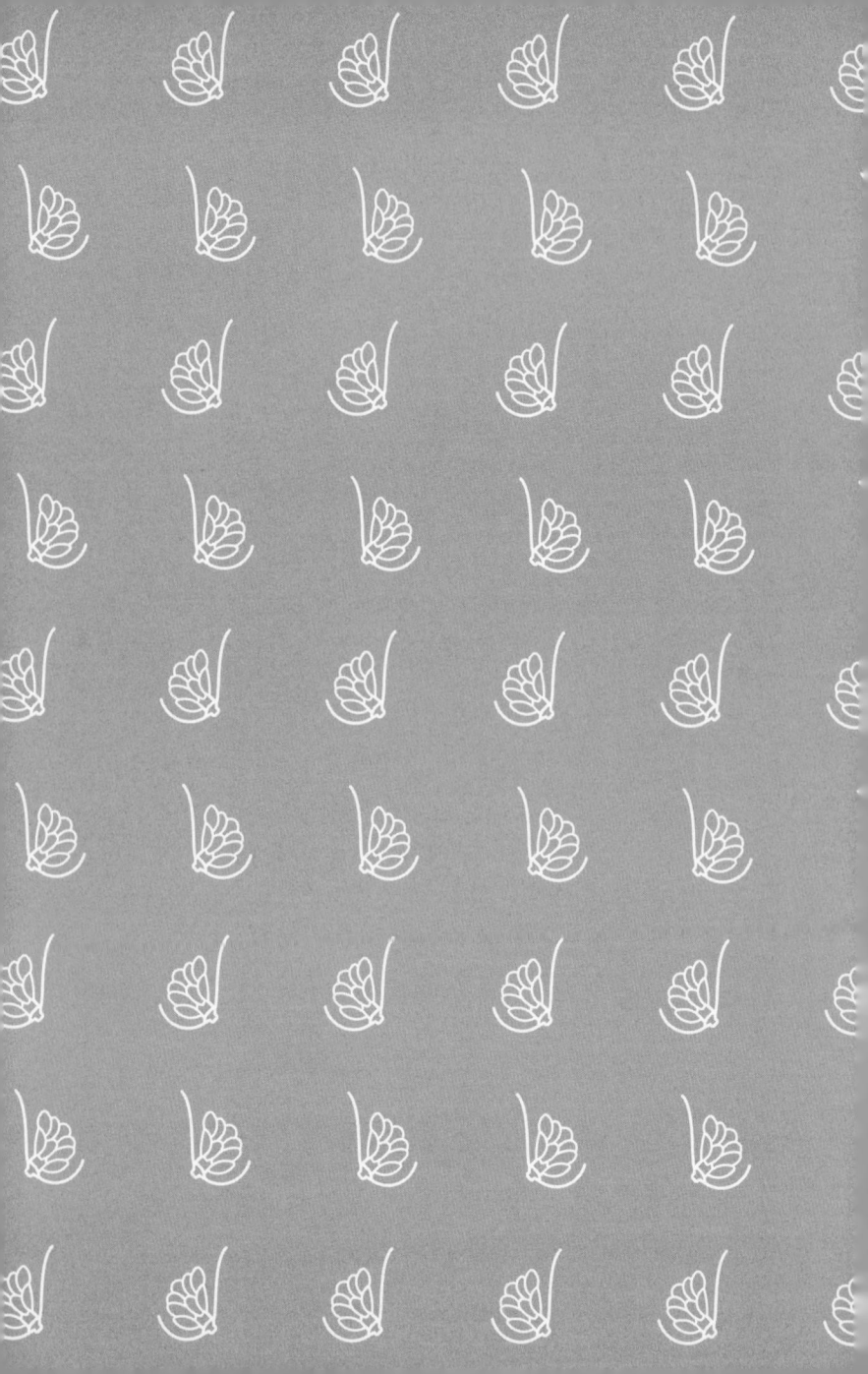

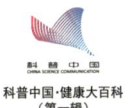

科普中国·健康大百科
（第一辑）

肿瘤放射治疗科普丛书（融媒体版） 总主编 王俊杰 刘友良

"敢"你一起，"乳"此放疗

乳腺癌放射治疗

主编 黄 伟 夏耀雄

中国科学技术出版社
·北京·

图书在版编目（CIP）数据

乳腺癌放射治疗 / 黄伟，夏耀雄主编．—北京：中国科学技术出版社，2024.6

（肿瘤放射治疗科普丛书：融媒体版 / 王俊杰，刘友良主编）

ISBN 978-7-5236-0708-4

Ⅰ.①乳… Ⅱ.①黄…②夏… Ⅲ.①乳腺癌–放射疗法 Ⅳ.① R816.910.5

中国国家版本馆 CIP 数据核字（2024）第 090143 号

策划编辑	王久红　焦健姿
责任编辑	王久红
装帧设计	东方信邦
责任印制	徐　飞

出　　版	中国科学技术出版社
发　　行	中国科学技术出版社有限公司
地　　址	北京市海淀区中关村南大街 16 号
邮　　编	100081
发行电话	010-62173865
传　　真	010-62179148
网　　址	http://www.cspbooks.com.cn

开　　本	787mm×1092mm　1/32
字　　数	54 千字
印　　张	4
彩　　插	12
版　　次	2024 年 6 月第 1 版
印　　次	2024 年 6 月第 1 次印刷
印　　刷	北京盛通印刷股份有限公司
书　　号	ISBN 978-7-5236-0708-4/R·3275
定　　价	39.80 元

（凡购买本社图书，如有缺页、倒页、脱页者，本社销售中心负责调换）

编者名单

主　编　黄　伟　夏耀雄
副主编　刘华文　蒋春灵　隋江东　许庆勇
编　者　（以姓氏笔画为序）

马金利　复旦大学附属肿瘤医院
王　丽　云南省肿瘤医院
王小方　复旦大学附属肿瘤医院
尹惠子　哈尔滨医科大学附属肿瘤医院
孔　洁　河北医科大学第四医院
孔德友　河北医科大学第四医院
邓　超　重庆大学附属三峡医院
刘华文　重庆大学附属三峡医院
刘志坤　河北医科大学第四医院
刘晓萌　山东第一医科大学附属肿瘤医院
许庆勇　哈尔滨医科大学附属肿瘤医院
孙诗晨　辽宁省肿瘤医院
张　弛　南京医科大学第一附属医院
张　欣　重庆大学附属肿瘤医院
张　炜　烟台毓璜顶医院
张　娜　辽宁省肿瘤医院
张　瑶　重庆大学附属三峡医院

张艺璇　南京医科大学第一附属医院
张誉曦　南京医科大学第一附属医院
范　敏　山东第一医科大学附属肿瘤医院
夏耀雄　云南省肿瘤医院
涂淦杰　江西省肿瘤医院
黄　伟　山东第一医科大学附属肿瘤医院
曹　璐　上海交通大学医学院附属瑞金医院
隋江东　重庆大学附属肿瘤医院
蒋春灵　江西省肿瘤医院
廖芷芸　重庆大学附属肿瘤医院
魏世鸿　甘肃省肿瘤医院

丛书编委会

名誉主编 于金明　马　骏　申文江
丛书主编 王俊杰　刘友良
秘书处 王占英
编　委（以姓氏笔画为序）

丁　轶	马　骏	马瑾璐	王　春
王　喆	王　皓	王　澜	王仁生
王孝深	王奇峰	王攀峰	尹　丽
卢泰祥	匡　浩	毕　楠	曲　昂
吕家华	乔　俏	刘　影	刘华文
江　萍	许庆勇	孙丽娟	李　宁
李　涛	李洪振	李葆华	何立儒
沈亚丽	张　烨	岳金波	周　琴
赵丽娜	郝春成	胡　漫	侯友翔
侯晓荣	俞　伟	姜　新	夏耀雄
徐勇刚	徐裕金	郭启帅	唐玲珑
唐媛媛	黄　伟	黄桂玉	曹建忠
康　敏	章文成	阎　英	隋江东
彭　纲	葛小林	蒋春灵	韩骐蔓
蔡旭伟			

序

恶性肿瘤已经成为严重威胁国人健康的主要疾病。目前肿瘤治疗主要有手术、放射治疗和化学治疗三大手段。根据世界卫生组织统计肿瘤患者中约70%需要借助放射治疗达到根治、姑息或者配合手术行术前或术后放射治疗。

自伦琴发现X射线、居里夫人发现放射性元素镭之后，利用射线治疗肿瘤逐渐成为人类抗击恶性肿瘤的主要手段。随着计算机技术进步、放射治疗设备研发水平提高、数字化控制能力增强，放射治疗技术得以飞速发展，涌现出三维适形放射治疗、调强放射治疗、影像引导下放射治疗等一大批全新的照射技术，放射治疗的理念发生根本性变革，治疗疗程大幅度缩短、精度和效率大幅度提高，已经全面进入精确和精准时代，在皮肤癌、鼻咽癌、喉癌、早期肺癌、肝癌、前列腺癌、宫颈癌等治疗领域达到与外科相媲美的疗效，催生出了放射外科、立体定向放射治疗、放疗消融、近距离消融、介入放射治疗等全新的概念，极大提高了肿瘤综合治疗水平。

为提高国人对肿瘤放射治疗认知，由中华医学会放射肿瘤治疗学分会、中国核学会近距离治疗分会，联合北京趣头条公益基金会组织全国从事肿瘤放射治疗领域的知名中青年专家学者共同编写了这套我国第一部肿瘤放射治疗科普丛书，系统阐述了放射治疗领域的新技术、新疗法和新理念，特别是将放射治疗的各种技术在各系统肿瘤中的应用以科普形式进行了介绍，语言通俗易懂，图文并茂；文本与音频视频相融合，宜读可听可看；看得懂，学得会，用得上；旨在提升整个社会对放射治疗的认知水平，使广大肿瘤患者科学、系统、全面地了解肿瘤放射治疗，为健康中国战略的实施做出放疗人应有的贡献。

中华医学会放射肿瘤治疗学分会
主任委员
中国核学会近距离治疗与智慧放疗分会
主任委员

王俊杰

前言

如果您或您的家人被诊断出患有乳腺癌，或者正在乳腺癌的治疗中，您可能会感到恐惧、焦虑或无助，可能会有很多的疑问和困惑，可能会想知道自己面对的是一种什么样的疾病，该如何治疗，您的生活会发生什么变化，您个人和家庭应该如何应对这个挑战。

我们是一群研究、治疗乳腺癌多年的医生、护士、心理咨询师和志愿者，虽然我们的身份、背景不同，但我们有着同一个目标，那就是与患者、家属并肩作战，最终赢得与乳腺癌的斗争胜利。

乳腺癌是一种影响数百万女性和少数男性的常见癌种，给患者及其家人带来了巨大的心理和生理负担。放射治疗（简称放疗）是乳腺癌治疗的有效技术和方法，为患者提供了一条重要的康复之路。本书旨在向广大读者普及乳腺癌放疗的来龙去脉，内容涉及乳腺癌发病原因，放疗的原理、方法，放疗前的准备，放疗中不良反应处理和放疗后的注意事项，以及与其他治疗方法（如手术和化疗）的配合应用，力求为读者呈现一个全面且清晰的乳腺癌诊疗图谱。

本书的编写人员主要是来自全国大型肿瘤放疗中

心的放疗医生们，我们工作在乳腺癌放疗一线，每天接诊大量的乳腺癌放疗患者，深切感受到患者对放疗知识需求的迫切性，也在工作中给予患者和家属不少解答。但由于临床工作的紧张忙碌，无法用图片、文字详细表述，难免遗憾。因此，编写一本科普书，用通俗易懂的语言、图文叙事的方式解释深奥的放疗专业知识，尽量避免专业术语和复杂的概念，力求使广大读者能够看得懂、学得会、用得上，是我们共同的心愿。

希望本书能够成为患者及家属了解乳腺癌放疗方面的良师益友，不仅为患者提供专业、科学的诊疗信息，更能给予他们康复的信心、勇气和力量。

黄伟　夏耀雄

放疗名词解释

放疗 放疗为放射治疗的简称，是一种利用高能射线来杀灭肿瘤细胞的治疗方法。

化疗 化疗是化学治疗的简称，利用化学合成药物杀伤肿瘤细胞、抑制肿瘤细胞生长的一种治疗方法。

靶向治疗 靶向治疗是在细胞分子水平上，以肿瘤细胞的标志性分子为靶点，干预细胞发生癌变的环节，如通过抑制肿瘤细胞增殖、干扰细胞周期、诱导肿瘤细胞分化、抑制肿瘤细胞转移、诱导肿瘤细胞凋亡及抑制肿瘤血管生成等途径达到治疗肿瘤的目的。

免疫治疗 免疫治疗是利用人体的免疫机制，通过主动或被动的方法来增强患者的免疫功能，以达到杀伤肿瘤细胞的目的，为肿瘤生物治疗的方法之一。

TOMO刀 又称螺旋断层调强放射治疗，集合了调强适形放疗、影像引导调强适形放疗以及剂量引导调强适形放疗于一体，其独创性的设计使直线加速器与螺旋CT完美结合，突破了传统加速器的诸多限制。

射波刀 又称"三维立体定向放射手术机器人",其核心技术是以机器人的工作模式来驱动一台医用直线加速器,它属于立体定向放射治疗(SRS/SBRT)的范畴,有着疗程短、剂量率高,治疗范围广、影像引导速度快和运动器官动态追踪能力强等特点。

伽马刀 是一种融合现代计算机技术、立体定向技术和外科技术于一体的治疗性设备,它将^{60}钴发出的伽马射线几何聚焦,集中射于病灶,一次性、致死性地摧毁靶点内的组织,而射线经过人体正常组织几乎无伤害,并且剂量锐减。

立体定向放射疗法 采用等中心治疗的方式、通过立体定向技术,将多个小野三维聚焦在病灶区、实施单次大剂量照射的治疗。由于射线束从三维空间聚焦到靶点,因此病灶区剂量极高,而等剂量曲线在病灶以外迅速跌落,病灶与正常组织的剂量界限分明,如外科手术刀对病变进行切除一样,在达到控制、杀灭病灶的同时保护正常组织。

常规分割放疗 每天1次,每次剂量为1.8～2.0Gy,每周照射5次。

大分割放疗 相对于常规分割放疗而言,大分割放疗提高单次剂量，减少照射次数。

质子治疗　是一种使用质子射线来治疗肿瘤的放射治疗技术。质子射线和高能X线的主要区别是它进入体内的剂量分布。当质子射线在进入体内后剂量释放不多，而在到达它的射程终末时，能量全部释放，形成布拉格峰，在其后的深部剂量几近于零。这种物理剂量分布的特点，非常有利于肿瘤的治疗。

重离子治疗　属于粒子治疗，射线进入人体后的深部剂量分布和质子类似，布拉格峰后的剂量虽然迅速降低，但是比质子要多。产生的放射损伤70%以上是DNA的双链断裂，放射损伤不易修复，而且放射损伤的产生不依赖氧的存在，故对乏氧肿瘤亦有效。

定位　定位是通过现实的或模拟的方式模拟放射治疗，以采集患者治疗部位的影像，确定照射野体表的对应位置，并做标记的过程。

调强放疗　调强适形放射治疗的简称，是在三维适形放疗的基础上演变而来的，其原理是利用计算机控制的精密装置，根据肿瘤的形状和位置，调整放射线的强度和方向，以便更精确地照射肿瘤，同时最大限度地减少对周围正常组织的伤害。

基因检测 是一种通过分析个体的 DNA或RNA 来检测特定基因的变异、突变或遗传标记的过程。它可以提供关于个体遗传信息的重要线索，包括潜在的遗传疾病风险、药物反应性、基因型和表型相关性等。

目 录

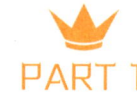

PART 1
真知灼见——放疗总论

什么是放疗 ·· 2
放疗的原理是什么 ······································ 2
什么是精准放疗 ··· 4
什么是辅助放疗 ··· 5
放疗那么多"刀",我该选哪种 ····················· 6
什么是质子放疗 ··· 7
放疗流程是怎样的 ······································ 8
什么是放疗靶区 ··· 9
放疗的疗程和剂量怎么确定的 ················· 10
什么是大分割放疗 ··································· 11

PART 2
了如指掌——乳腺癌认知

什么是乳腺癌 ························ 14
乳腺癌的高危因素有哪些 ················ 14
男性也会患乳腺癌吗 ···················· 16
怎么早期发现乳腺癌 ···················· 17
为什么乳腺癌没能早发现 ················ 19
如何预防乳腺癌的发生 ·················· 20
乳腺增生、乳腺结节能变成癌症吗 ·········· 20
如何进行乳腺自查 ······················ 21
钼靶、B 超，哪种更适合乳腺癌的筛查 ······ 22
乳腺癌的诊疗过程是怎样的 ·············· 23
乳腺癌有哪些分型 ······················ 24
怎么确定乳腺癌的分期 ·················· 26
为什么要对乳腺癌进行分期 ·············· 27
乳腺癌主要的治疗手段有哪些 ············ 29

PART 3
知己知彼——乳腺癌放疗前准备

什么是乳腺癌 MDT ································ 32
乳腺癌治疗前为什么要穿刺活检 ················ 32
乳腺穿刺会导致肿瘤扩散吗 ······················ 33
乳腺癌手术方式有哪些 ···························· 34
乳腺癌可以微创手术吗 ···························· 35
放疗前还是放疗后做乳房重建术 ················ 36
乳腺癌术后放疗前如何锻炼 ······················ 37
乳腺癌术后放疗如何预防淋巴水肿 ············· 39
乳腺癌手术上肢能恢复到原来的状态吗 ········ 41
手术后辅助治疗的顺序 ···························· 41
我需要行术后放疗吗 ······························· 43
乳腺癌放疗的作用是什么 ························· 44
乳腺癌手术后为什么还要做放疗 ················ 45
我可以免除放疗吗 ·································· 46
放疗后复发的患者还能再次放疗吗 ············· 47
乳腺癌可以做质子放疗吗 ························· 48

乳腺假体植入术后可以放疗吗……………… 49
放疗对假体有影响吗 ……………………… 50
乳腺癌患者什么时间开始放疗……………… 51
放疗对自体组织重建的乳房有影响吗……… 52
做基因检测有什么作用 …………………… 52
放疗对患者的预后有何影响………………… 53
放疗期间需要配合化疗吗…………………… 54
放疗前的准备有哪些………………………… 55
放疗前的功能锻炼怎么做…………………… 56
乳腺癌患者放疗时标记线有什么用处……… 57
乳腺癌放疗是怎么实施的…………………… 58
乳腺癌放疗过程中需要呼吸控制吗………… 59
手术中放疗可行吗…………………………… 60
乳腺癌放疗痛苦吗…………………………… 62

PART 4
有的放矢——放疗中注意事项

乳腺放疗期间的注意事项有哪些…………… 64
乳腺癌放疗期间需要"忌口"吗…………… 65

放疗期间可以吃内分泌药吗 ………………… 66

放疗期间可以打靶向药吗 ………………… 67

放疗不良反应严重吗 ………………… 68

乳腺癌放疗期间常见的不良反应有哪些 ………… 69

放射性皮炎有哪些表现？一般什么时间出现 ……… 70

放疗照射野皮肤如何保护 ………………… 71

发生放射性皮肤损伤如何处理 ……………… 72

什么是放射性食管炎 ………………… 74

放射性食管炎如何预防 ………………… 75

出现放射性食管炎怎么治疗 ……………… 76

什么是放射性肺炎，有哪些表现 ……………… 77

放射性肺炎如何预防 ………………… 79

放射性肺炎如何治疗 ………………… 80

乳腺癌放疗过程中需要定期抽血化验吗 ………… 81

什么是骨髓抑制 ………………… 82

放疗中出现白细胞低怎么办 ……………… 83

放疗中出现血小板低怎么办 ……………… 85

放疗会脱发吗 ………………… 86

放疗期间可以洗头发吗 ………………… 87

接受放疗后，患者身体会有辐射、影响他人吗 …… 88

放疗可以中断几天吗 ………………… 89

乳腺癌放疗中可以减少放疗次数吗 …………… 89
乳腺癌患者放疗期间可以洗澡吗 ……………… 90
乳腺癌放疗期间的饮食要点 ……………………… 92
乳腺癌患者放疗期间用药要注意什么 ………… 93
放疗后上肢水肿怎么办 …………………………… 94

PART 5
不容懈怠——乳腺癌放疗后随访

放疗结束后，患者有哪些要谨记 ………………… 98
放疗后多久做复查 …………………………………… 99
乳腺癌患者放疗后多长时间可以妊娠 ………… 100
乳腺癌患者如何增强免疫力 ……………………… 101
乳腺癌治疗期间如何与医生沟通 ………………… 102
如何适应乳房外观和自我形象的改变 ………… 103
放疗后需要关注二次致癌风险吗 ………………… 104

后记 ……………………………………………… 105

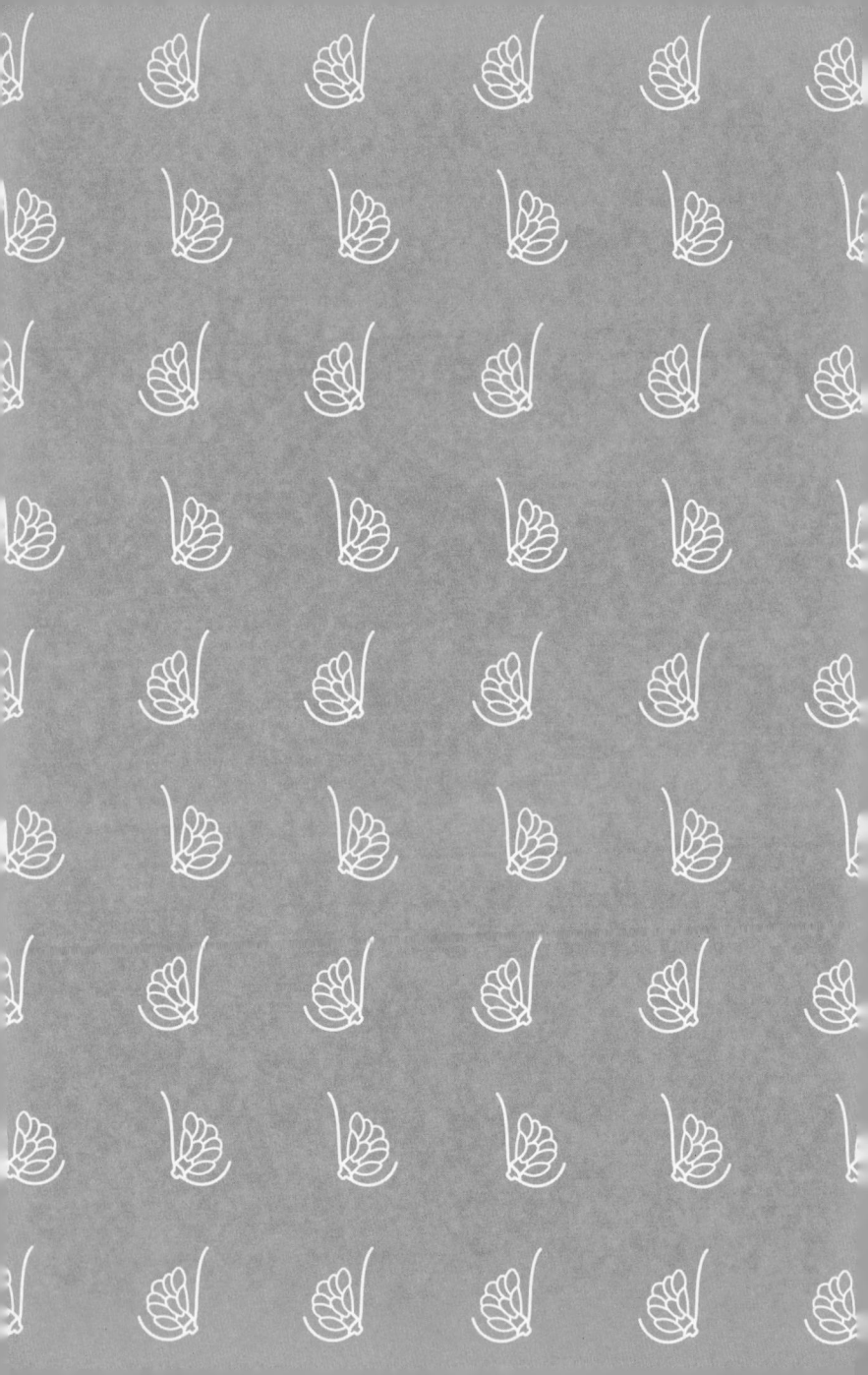

PART 1

真知灼见
放疗总论

现代放疗能够精准聚焦肿瘤组织，通过调整放射线的剂量和照射范围，实现对肿瘤的精确控制，最大程度地保护正常组织和器官。本篇将向您介绍放疗的原理、流程、常用方法等，让您通过了解放疗的来龙去脉，更好地配合医生治疗。

什么是放疗

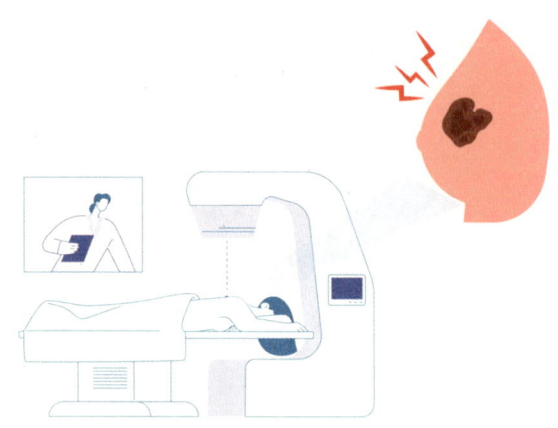

放疗,也叫放射治疗,是一种用来治疗癌症的方法。它通过使用特殊的放射线(就像一种非常强的光线)来杀死癌细胞,让肿瘤变小或者完全消失。

放疗常常被形象地称为"隐形的手术刀",因为它能精确地瞄准肿瘤,把治疗的放射线集中在癌细胞上,同时尽可能少地伤害到周围的正常组织和器官。这种方法可以有效地治疗癌症,同时减少对身体其他部分的影响。

放疗的原理是什么

放疗的原理是使用一种强大的射线(想象一下超

强的光线）来照射肿瘤细胞。这种射线可以导致肿瘤细胞的DNA（细胞最重要的部分，控制着细胞的增长和繁殖）受到严重损伤，这种损伤是无法修复的。因为这样的损伤，肿瘤细胞就失去了不停增长的能力，最终会逐渐死亡。

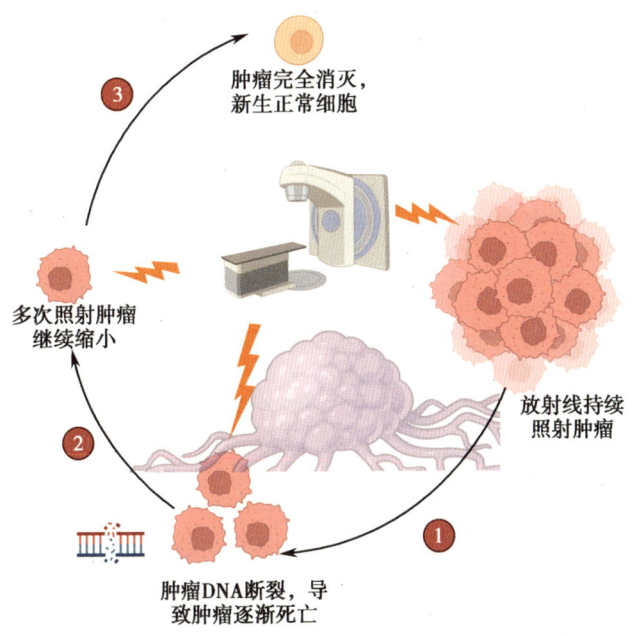

正常的细胞在生长到一定程度后会触碰到其他细胞，然后就停止增长。这是因为细胞外面有一层糖和蛋白质构成的"外套"，这层外套可以识别到相

邻的细胞,发出停止增长的信号。但是,肿瘤细胞失去了这种停止增长的机制,它们就会不断地生长。放疗的时候,肿瘤细胞因为不停地增殖,DNA在不断地复制,这样就暴露了更多的DNA给射线。正是因为这个原因,肿瘤细胞对放射线特别敏感。放疗就是利用这一点,用射线照射肿瘤细胞,让它们的DNA受损,从而阻止它们的增殖,导致它们最终死亡。

现代的放疗设备进步很大,可以准确地瞄准肿瘤,提高对肿瘤的射线剂量,同时尽量减少对周围正常组织的影响,这样就可以更精确地治疗肿瘤。

什么是精准放疗

精准放疗是放疗的一种高级形式。要理解它,我们可以先看看过去的放疗是怎样的。在20世纪50—60年代,放疗主要用X射线定位机和 ^{60} 钴治疗机这样的设备,这种方法比较粗糙,属于二维放疗,也就是普通放疗。到了20世纪90年代,随着计算机技术的发展,放疗进入了一个更精确的三维时代,也就是精准放疗。这种精确体现在4个方面。①精准定位:现在的精准放疗用CT或MRI来定位肿瘤,这样可以得到非常清晰、精确的图像,让医生能看到病变和周围组织的具体情况。②精准靶区：医生团队会非常细致地勾画出要照射的区域，有些时候还会用人工智能技术来帮忙。③精准计划：医师将靶区勾画好后，物理师团队会用专业治疗软件设计如何精确实施治疗，并进行验证。④精准实施：技术人员用先进的图像引导等技术来保证精确地执行放疗计划。

与过去的普通放疗相比，精准放疗可以更准确地瞄准肿瘤，增加对肿瘤的治疗剂量，同时减少对周围正常组织的影响。这样不仅可以减少放疗的不良反应，还能提高治疗效果。如果把以前的放疗比作20世纪的"迫击炮"，那么精准放疗就好比是21世纪现代科技下的"巡航制导导弹"。

什么是辅助放疗

辅助放疗是在乳腺癌手术之后做的一种治疗。手术虽然切除了肿瘤，但有时候还可能有微小的癌细胞残留在身体里，肉眼看不见。辅助放疗就是用放射线来杀死这些残留的微小癌细胞。

可以把辅助放疗想象成"战场打扫"。就像战争结束后要清扫战场一样，辅助放疗的目的是更彻底地清除癌细胞，消除隐患。这样做可以帮助减少癌症复发的风险，提高患者的生存概率。

放疗那么多"刀"，我该选哪种

放疗有速锋刀、射波刀、伽马刀、质子刀等，其实是不同放疗技术的别称。速锋刀和射波刀使用X射线，伽马刀使用伽马射线，都属于光子射线；而质子刀使用的是质子射线。

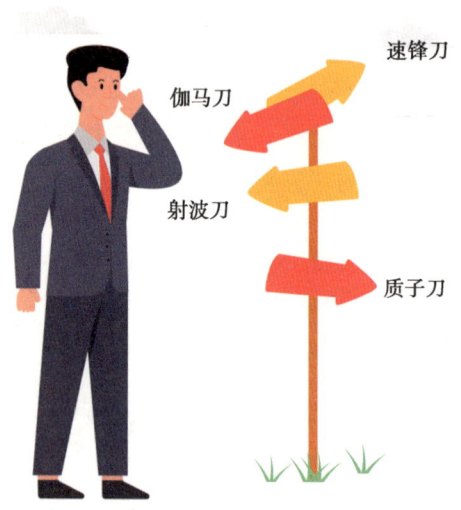

所有"刀"的共同特点是，可以更好地将辐射剂量聚焦于肿瘤，而对正常组织影响较小。光子射线的"刀"适合小的肿瘤，因为放疗范围变大会让

"刀锋"失去"锐利",从而让射线聚焦保护正常组织的优势变得不明显。因此,光子射线的"刀"主要用于脑转移、骨转移以及肝、肺转移等转移病灶的立体定向放疗(SBRT)。质子刀的"刀锋"不太受放射区域大小的影响,因此,适合术后放疗、再次放疗、术前放疗和根治性放疗等放射区域较大的情况。每种"刀"都有各自不同的长处,需要医患之间充分沟通,基于具体病情来选择最适合患者的放疗"刀"。

什么是质子放疗

　　质子放疗是使用质子束治疗肿瘤的高效、精确的放疗方法。它利用医用质子加速器将氢原子核加速到光速的70%左右,形成的高能质子束,穿透人体内部,将能量准确地沉积在肿瘤组织内部,从而对肿瘤形成"定向爆破"的杀灭作用。与X射线等光子放疗相比,质子放疗可以在肿瘤内或者照射靶区工作的同时,更好地保护重要器官或相邻组织的功能,减少对患者身体的损伤。质子放疗是目前最先进的放疗技术之一,它利用高能质子束对肿瘤细胞进行杀灭,具有穿透力强、照射准确、损伤小等优点。

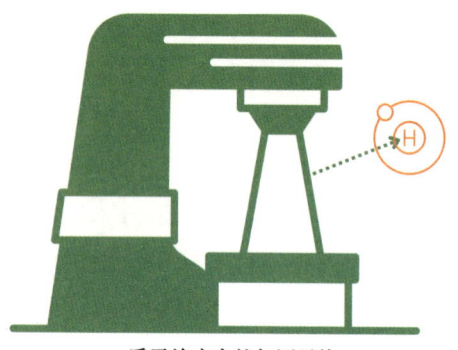

质子放疗中的氢原子核

放疗流程是怎样的

放疗是一项"系统工程",就像发射卫星一样,每一步都很重要,不能出错。放疗的步骤流程大致分七步。①确定是否需要放疗:放疗医生会根据患者情况,确定是否要做放疗,以及怎么做放疗,还会告诉患者放疗可能带来的好处和风险。②定位:根据医生指导要求,患者制作合适的模具,确保每次治疗时都保持同样的姿势。然后在CT模拟机下进行图像采集,即定位。医生会在患者皮肤上画线标记,方便以后对准。③靶区勾画与处方:医生在电脑上勾画出要放疗的部位(靶区)和要保护的部位(危及器官),还会写出要放疗多少次,每次多少剂量,以及正常组织能承受的剂量。④制作计划:物理师根据医生的要求，设计放疗计划并优化。⑤验收计划：医生评估计划是否合理，如果不合理，就请物理师重新修改，直至合理。⑥剂量验证：在治疗机上拍摄验证片，核对是否和计划一致，物理师还会做一些测试，确认位置和剂量都没有问题后，才能开始放疗。⑦放疗：按照预定计划进行放疗，每次姿势都要和定位时一致，放疗期间患者还要定期到医院随访。

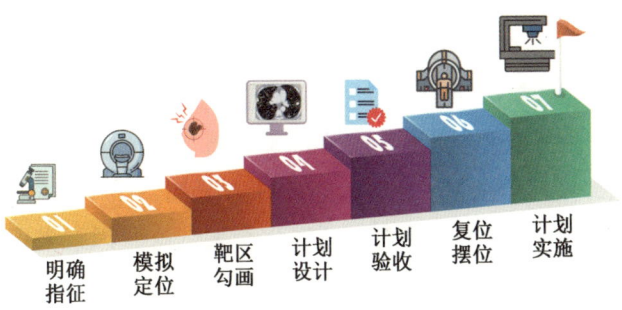

什么是放疗靶区

放疗就像打靶，要精确瞄准患者体内特定的区域——这些区域往往是残留癌细胞的藏身之所，也就是所谓的"靶区"。对于接受保乳手术的患者来说，靶区通常是患侧乳房，有时还会涉及邻近的淋巴结。对于接受全乳切除的患者，靶区除了原乳房附近的淋巴结外,通常还包括患侧胸壁,即原乳房所在的位置。这些靶区可以在定位CT上精确勾画出来,用以设计放疗方案。放疗靶区的位置并非固定不变,它会受到患者身体移动和呼吸运动的影响。为了确保靶区能够得到充分的照射,避免漏照,医生通常会适当扩大照射范围或采用呼吸控制技术来减少这种影响。

放疗的疗程和剂量怎么确定的

放疗总剂量和疗程的确定涉及多个因素的综合评估考量。①医生会详细审查患者的既往治疗记录,包括年龄、身体状态、肿瘤分期、手术方式、病理结果等重要信息。②医生会根据这些因素来评估患者乳房内或胸壁,以及邻近淋巴结复发的风险。③医生根据复发风险和放疗的预期效果,确定放疗的部位和剂量。疗程的长度则取决于总剂量和每次的治疗剂量。 般情况下,每周进行5次治疗,放疗在3~6周内完成。

放疗的剂量和疗程的确定需要医生根据患者具体情况进行个性化设计。在制订放疗方案时,患者应与医生充分沟通,了解治疗的预期效果和可能的风险,共同制订最适合的方案。

什么是大分割放疗

大分割放疗就像一场精心策划的战役，目标是在最短的时间内，用最大的力量击败肿瘤。这种放疗方式的主要特点是在较短的时间内给予肿瘤较大的辐射剂量，就像用一把"大锤"猛击肿瘤，力求一击必中。与常规放疗相比，大分割放疗的时间更短，但总辐射剂量不变。这就像把一场马拉松比赛压缩成了一场短跑比赛，虽然距离没有变，但速度却大大提高了。这样做的好处是，可以在较短的时间内集中给予肿瘤高剂量辐射，就像用一把"锐利的剑"刺入肿瘤的心脏，杀死更多的肿瘤细胞，提高肿瘤控制的可能性。另外，大分割放疗对正常组织的损伤并不增加，甚至可能更小。当然，由于放疗次数减少，由此也带来治疗时间缩短、治疗费用和交通成本的降低等。

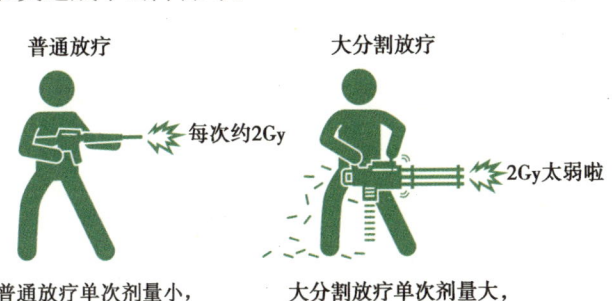

专家有话说

大分割放疗是一种缩短放疗时间，但保持总剂量不变的策略，旨在更快速地攻击肿瘤。这相当于用大力量的一击来击败肿瘤，提高肿瘤控制可能性，同时减少对正常组织的损伤。这种方法可以减少治疗时间和成本。

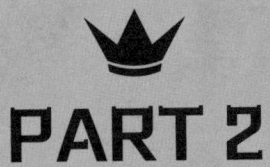

PART 2

了如指掌
乳腺癌认知

"知己知彼方能百战不殆"。乳腺癌是女性常见的恶性肿瘤,家族中有乳腺癌病史、乳房无痛性肿块、乳头溢液、乳房皮肤改变等都是乳腺癌的信号。一旦发现这些症状,一定要及时就医。

什么是乳腺癌

乳腺癌,简单来说,就是乳腺细胞在各种致癌因素的影响下,开始无法控制地疯狂增长,形成了恶性肿瘤。乳腺癌早期只在乳腺内部,但如果不及时治疗,癌细胞可能会通过血液或淋巴系统扩散到骨头、肺部、大脑、肝等部位,对生命构成威胁。

乳腺癌是我国女性最常见的恶性肿瘤,也被称为"女性健康的头号杀手",但男性也有可能得乳腺癌。乳腺癌的发生与很多因素有关,比如遗传、体内的激素水平、环境因素、自身免疫系统等。

乳腺癌早期发现并及时治疗,大部分患者是可以治愈的。因此,定期科学专业的乳房体检,以及对乳房进行自我检查是非常重要的,及时发现异常,早期治疗,争取治愈的机会。

乳腺癌的高危因素有哪些

乳腺癌的高危因素主要如下几种。①月经初潮和绝经年龄:第一次来月经的年龄小于12岁,绝经年龄大于50岁,或者来月经超过42年者,得乳腺癌风险可能会增加。②生育和哺乳:第一次生孩子时年龄较大（超过35岁），或者没有哺乳过的女性，可能更容易得乳腺癌。③雌激素水平：体内雌激素水平本身较高，或者长期摄入外源性雌激素（一般是指通过药物或者通过食物补充的性激素，通常会包括吃一些富含雌性激素的食物（如蜂王浆）。同时也包括在医生的指导下，口服黄体酮胶囊或者己烯雌酚片等药物），或者在更年期和绝经后长期使用激素替代治疗者，那么乳腺癌风险可能会增加。④家族史：父母、兄弟姐妹、子女中有乳腺癌或卵巢癌患者，或者至少有2位二级亲属（姑、姨、祖母和外祖母）在50岁前患有乳腺癌或卵巢癌者，可能更容易得乳腺癌。⑤乳腺癌患者的另一侧乳腺：已经有一侧乳房患有乳腺癌，那么另一侧乳腺也可能更容易患病。⑥接受过胸部放疗：既往有接受过胸部放疗者，可能更容易得乳腺癌。⑦乳腺良性疾病患者：有乳腺良性疾病者，如患重度乳腺导管上皮不典型增生，乳头溢血、溢液等的女性，也可能更容易得乳腺癌。但是请注意，小叶增生并不会增加乳腺癌风险。⑧不良生活习惯：肥胖，长期高脂肪饮食，酗酒、吸烟、熬夜，也会增加得乳腺癌的风险。⑨精神压力：长期紧张焦虑、抑郁，压力不能及时得到释放者，也可能更容易得乳腺癌。⑩乳腺内腺体组织含量高：乳房里有腺体和脂肪两种组织。如果乳房里腺体多，就更容易得乳腺癌。反过来，如果脂肪多，得乳腺癌的可能性就小一些。⑪遗传因素：至少一位亲属或自己携带BRCA1/2基因致病性遗传突变者，可能更容易得乳腺癌。

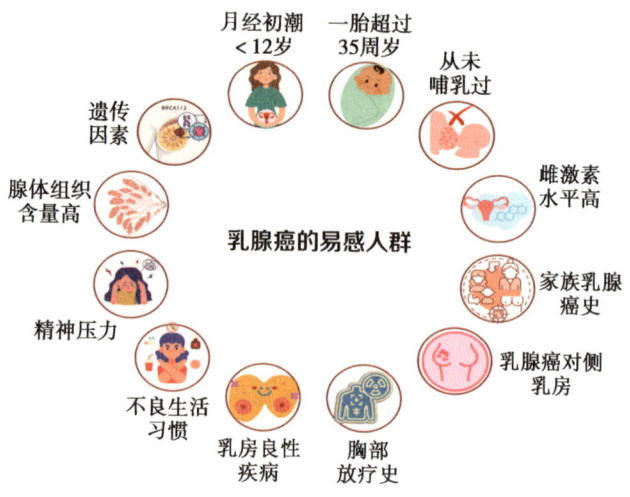

男性也会患乳腺癌吗

男性也有可能患乳腺癌，虽然这种情况比较少见，大约只占所有乳腺癌的1%。这是因为男性的乳腺组织比女性少，但还是有一些。

男性得乳腺癌的风险因素和女性差不多，包括男性乳腺发育、体内激素水平异常、有乳腺癌家族史、染色体异常、接触过放射性物质或长期摄入外源性雌激素等。患有"克氏综合征"的男性更容易得乳腺癌。这是因为他们的体内雌性激素比正常男性多,雄性激素比正常男性少。

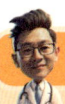

专家有话说

男性得乳腺癌的概率远低于女性,但是男性乳腺癌患者的整体治疗效果通常也比女性患者差一些,所以男性也不能忽视乳腺健康。

怎么早期发现乳腺癌

早期乳腺癌通常会释放一些信号,这些信号是身体的"健康门铃"。①乳房肿块:80%乳腺癌患者因发现乳腺肿块就诊,且多数肿块不会疼痛,仅有少数患者肿块伴疼痛。②乳头溢液:非妊娠期女性,乳头出现乳汁、血、脓浆液流出,尤其是血性溢液,应提高警惕。③"酒窝征""橘皮样改变":这是乳房皮肤的两种异常变化,看起来像"酒窝"或"橘子皮"样的征象,要格外留意。④乳头内陷:首先应排除先天性乳头内陷,如果突然发现乳头向乳腺内凹陷,尤其是单侧乳头内陷,要及时就诊。⑤腋窝淋巴结肿大:约30%乳腺癌患者在初次诊断时伴有腋窝淋巴结转移的情况,能够在腋窝触及质硬的椭圆形肿块。

专家有话说

如您发现或怀疑身体出现了以上早期乳腺癌的常见信号,一定要及时就医,让医生为您进行专业的诊断和治疗。

早期乳腺癌常见表现

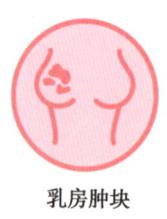
乳房肿块

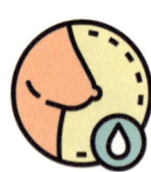
乳头溢液

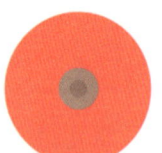
乳头内陷

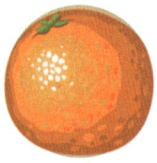
橘皮样变

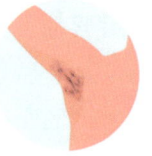
腋下肿块

为什么乳腺癌没能早发现

不同于我们身体内部的器官,乳腺生长于体表,容易观察,乳腺癌通常能够被早期发现、早期诊断以及早期治疗。但一些患者朋友仍提出:"我为什么没能更早的发现呢"?①对乳腺癌的早期表现了解不够,缺乏对该疾病的警惕性,忽视了乳房自查和健康体检。有些人发现了乳房无痛性的肿块后,认为不影响生活和工作,没有及时就医。②有些患者朋友受到网络或身边人的影响,对癌症产生过分恐惧而不敢就医。这种忌病讳医的行为可谓掩耳盗铃。③由于现今生活节奏较快,人们即便已经感到身体不适,往往没有时间到医院排队就医,因此错过了诊断及治疗的最佳时机。

提倡大家规律自查,定期体检,发现问题及时到正规医院相关科室就医。

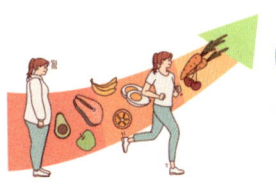 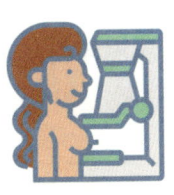 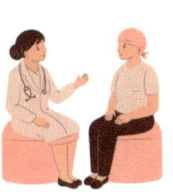

健康生活　　　　定期体检　　　　就医

如何预防乳腺癌的发生

乳腺癌的预防遵照癌症的"三级预防"原则。①一级预防是病因预防,也就是我们通常所说的"预防"。通过日常生活的调理,增强体质,远离不良因素,减少乳腺癌的发生。具体来说,我们需要养成良好的生活和饮食习惯。避免摄入过多动物蛋白和脂肪,营养均衡,避免肥胖。坚持锻炼身体,如跑步、游泳、打羽毛球等。此外,调整好生活节奏,避免和减少精神、心理紧张因素,保持心态平和。最重要的是,千万不乱用外源性雌激素及成分不明的"养生秘方"和保健品。②二级预防,是指早期发现、早期诊断和早期治疗。通过定期体检,根据自身年龄、身体情况,遵医嘱进行乳腺彩超、乳腺钼靶、乳腺磁共振等检查,可以尽早发现乳腺癌。③三级预防指的是临床预防,积极防治并发症,提高乳腺癌患者的治愈率、生存率和生存质量。总的来说,预防乳腺癌需要从多方面入手,包括调整生活方式、定期体检、积极治疗等。

乳腺增生、乳腺结节能变成癌症吗

大多数情况下,良性乳腺结节不会发生恶变。

临床上较常见的乳腺良性结节有乳腺纤维瘤、乳腺增生等,绝大多数是不会出现恶变的。良性乳腺结节如体积较小且没有不适的症状,是无须治疗的。但也不能忽视,需要定期去医院进行复查。如果乳腺结节分级增加或体积明显增大,则应提高警惕,行进一步检查。因此,我们要以平和的心态面对乳腺结节,既要保持警惕,又不必过分忧虑。只要定期复查,关注结节的变化,就能在疾病尚未恶化之前,及时采取措施,保护健康。

如何进行乳腺自查

乳腺自查是早期发现乳腺癌的重要手段。对于乳房自我检查的方法主要包括"看"和"摸"。"看"是指观察双侧乳房的形状、大小,是否对称,皮肤、乳头有无异常。"摸"是指检查乳房有无压痛、肿块以及挤压乳头乳晕观察有无异常乳头溢液,双侧腋窝有无肿块。"摸"应为向下按压、进行顺时针或逆时针触摸,避免抓捏乳房。建议乳房自检频率是每月 1 次,自检时间为月经结束 3~5 天。如已停经,可每月固定一天检查。发现任何与以往不同的情况,请及时就医。

钼靶、B超,哪种更适合乳腺癌的筛查

钼靶与B超在乳腺癌筛查中的作用是相辅相成的。与钼靶相比,B超更善于发现乳房内的肿块及腋窝、锁骨上区的肿大淋巴结,尤其是致密性乳腺。且超声简便易行,可多次重复,不必担心射线伤害。但是须依赖操作者的经验,且不易发现钙化灶。有些类型的乳腺癌,如导管内癌在B超上表现为良性肿块甚至观察不到肿块,而在钼靶影像上却能清晰客观地表现为簇状的恶性钙化灶。因此在条件允许的情况下,通常建议应用两种检查手段联合进行乳腺癌筛查。

乳腺癌常见检查示意图

钼靶检查

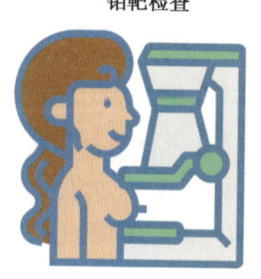

B超检查

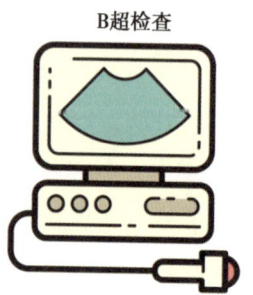

乳腺癌的诊疗过程是怎样的

乳腺癌的诊疗过程应包括临床医生询问病史、乳腺查体，行影像学检查（例如超声、钼靶、磁共振等），必要时实施穿刺活检或手术切检以明确诊断。乳腺癌系统的治疗是以手术为主，化疗、放疗、内分泌治疗、靶向治疗等多种治疗手段联合的综合治疗。治疗乳腺癌是一场"持久战"，手术是这场战斗的"主力军"，而化疗、放疗、内分泌治疗、靶向治疗等则是协同作战的"盟友"。早期乳腺癌综合治疗的时序一般为：手术→化疗（根据病情，化疗也可在手术前进行，称为新辅助化疗）→放疗→内分泌治疗，靶向治疗则根据具体情况穿插其中。

专家有话说

每个人的情况不同，治疗方案也各不相同。因此，这场"战役"需要有经验的医生根据具体情况进行"排兵布阵"，有条件的建议进行乳腺癌多学科会诊，以制订出适合每个患者的个性化方案。

乳腺癌的诊治流程

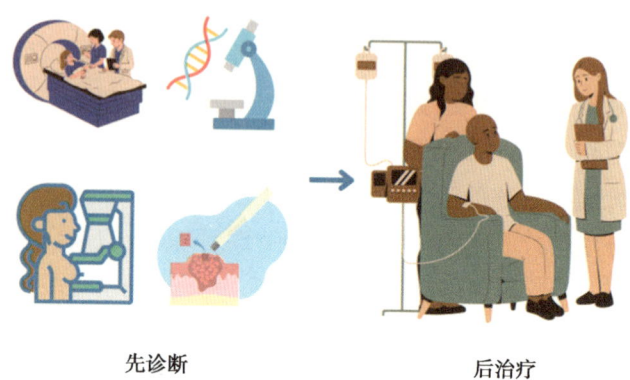

先诊断　　　　　　　后治疗

乳腺癌有哪些分型

很多乳腺癌患者都会问主管医生2个问题："医生，我的乳腺癌是什么类型的？我的乳腺癌是第几期了？"那么乳腺癌有哪些分型？是怎样分期的呢？

乳腺癌的分型有两大类方法，一类是病理分型，二类是分子分型。

(1) 病理分型：是通过在显微镜下观察肿瘤细胞特征，从而判断它的性质。通常可以把乳腺癌分为非浸润性癌、浸润性癌等。浸润性癌又细分为浸润性导管癌、浸润性小叶癌等。

(2) 分子分型：是指对乳腺癌进行基因和蛋白水平检测，根据基因突变和蛋白表达的特性来进行分组。乳腺癌的分子分型不止一种系统，但最经典的是通过癌细胞四个指标来分型：ER（雌激素受体），PR（孕激素受体）、HER2（表皮生长因子）和Ki-67（肿瘤细胞增殖指数）。根据它们的阳性和阴性，以及表达水平的高低，形成了不同的组合，也带来了不同的乳腺癌亚型。①激素受体阳性乳腺癌：如果是ER阳性、PR阳性、HER2阴性（ER+、PR+、HER2为0），那么我们称它为激素受体阳性乳腺癌。内分泌疗法对激素受体阳性乳腺癌效果比较好。激素受体阳性乳腺癌又可以细分为Luminal A型和Luminal B型。②HER2过表达型，具体为ER、PR都是阴性，HER2阳性。约占所有乳腺癌的17%左右，治疗以化疗和靶向治疗为主，这种类型的患者在没有HER2靶向药物之前的治疗效果较差，随着HER2靶向药物上市，治疗效果明显加强。③Basal-like型，俗称三阴性乳腺癌，即ER阴性、PR阴性、HER2阴性（ER-、PR-、HER2-）。三阴性乳腺癌是目前乳腺癌中治疗最棘手的类型。但是，随着精准医学的发展，新技术的不断涌现，以及诸如免疫检查点抑制药、PARP抑制药、抗Trop-2的ADC等一系列新型药物不断涌现,即便是复发转移的晚期三阴性乳腺癌现在也能够取得良好的疗效。

> **专家有话说**
>
> 一些新型药物的问世,如新一代HER2抗体-药物偶联剂(antibody-conjugated drugs, ADC)[如曲妥珠单抗多卡玛嗪(SYD-985)、德曲妥珠单抗(T-Dxd)等],为HER2低表达乳腺癌患者也带来了良好的治疗机会,也许随时间的推移,乳腺癌的分子分型还将迎来一场新的变革。

怎么确定乳腺癌的分期

乳腺癌的分期采用的是目前国际上最为通用的分期系统,它是由美国癌症联合委员会(AJCC)和国际抗癌联盟(UICC)建立的TNM分期。根据肿瘤大小(T)、淋巴结是否转移(N)以及是否有远处转移(M)进行分期,包括0期、Ⅰ期、Ⅱ期、Ⅲ期和Ⅳ期。

(1) 0期乳腺癌:即非浸润性乳腺癌,最常见的是导管原位癌（DCIS），癌细胞或其他异常细胞未侵入邻近的正常组织。

(2) Ⅰ期：浸润性癌症，且是非常早期的阶段。肿瘤细胞已经浸润到周围的正常乳腺组织，但是仍被包含在很小的区域中。①ⅠA期：肿瘤的大小不超过20mm，并且无淋巴结转移。②ⅠB期：肿瘤的大小不超过20mm，淋巴结中有小簇癌细胞；或者乳房无肿瘤，淋巴结中有小簇癌细胞。

(3) Ⅱ期：位于乳房局部区域已长大的癌块。①ⅡA期：乳房中没有肿瘤，或者乳腺肿瘤不超过20mm，有1～3个腋窝淋巴结转移。或者乳腺肿瘤大小在20～50mm，但无淋巴结转移。②ⅡB期：乳腺肿瘤大小在20～50mm，有1～3个腋窝淋巴结转移。或者乳房中的肿瘤大于50mm，但无淋巴结转移。

(4) Ⅲ期：癌症进一步扩散，但未超出乳腺及其相关淋巴结范围（排除法，除了Ⅰ期、Ⅱ期和Ⅳ期乳腺癌之外的情况则是Ⅲ期）。

(5) Ⅳ期：癌症发生了其他脏器转移。

为什么要对乳腺癌进行分期

分期的目的是为了更精准的制订适合每位患者的治疗方案，同时也能对疗效起到某些预判作用。

简言之，分期明确了就如同航海途中的灯塔亮了，治疗也就不会迷茫。

具体而言，乳腺癌的分期是由主管医生根据患者乳腺肿瘤的大小、有无淋巴结转移、是否合并了超出淋巴结范围的转移（如肺、肝、骨、脑等部位）来进行综合判断的。乳腺癌的分期包括：第0期、第Ⅰ期、第Ⅱ期、第Ⅲ期和第Ⅳ期。分期越早，数字越小，治疗效果也相对较好；反之，数字越大就代表疾病已经进入"晚期"，即便千军万马来相助，医生也不敢保证很好的疗效。所以，这也警示大家，一定要做好健康体检，做自己健康的第一负责人。

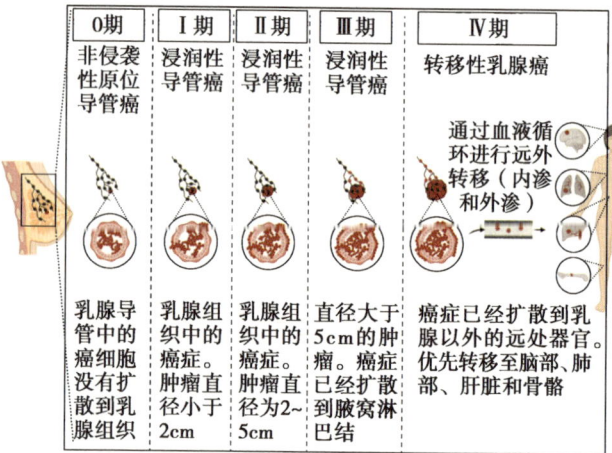

乳腺癌分期

0期	Ⅰ期	Ⅱ期	Ⅲ期	Ⅳ期
非侵袭性原位导管癌	浸润性导管癌	浸润性导管癌	浸润性导管癌	转移性乳腺癌
				通过血液循环进行远处转移（内渗和外渗）
乳腺导管中的癌细胞没有扩散到乳腺组织	乳腺组织中的癌症。肿瘤直径小于2cm	乳腺组织中的癌症。肿瘤直径为2~5cm	直径大于5cm的肿瘤。癌症已经扩散到腋窝淋巴结	癌症已经扩散到乳腺以外的远处器官。优先转移至脑部、肺部、肝脏和骨骼

乳腺癌主要的治疗手段有哪些

乳腺癌的治疗是一门大学问，也是恶性肿瘤多学科联合治疗的典范。手术、放疗、化疗、靶向治疗、内分泌治疗就好比海军陆军空军，针对不同分型和不同分期，医生要进行个体化的"调兵遣将"。常规来讲，乳腺癌的治疗是先手术，再进行术后的治疗（如化疗、靶向治疗、放疗、内分泌治疗等）。但随着治疗的进步，很多乳腺癌会先进行化疗和靶向治疗，等肿瘤缩小或者消退后再进行手术和放疗，就好像先用空军"轰炸"，再出动陆军"清剿"，完美地将肿瘤细胞"铲除"。

乳腺癌的治疗手段具体包括6种。①手术，包括保乳手术（安全切除肿瘤并保留乳房）、改良根治术（乳房全切），同时还可进行乳腺重建、安置假体。②化学治疗，通过输注或口服化疗药物来阻断肿瘤细胞"全身跑"的有效手段。③放射治疗，通常在化疗结束后实施。放疗是采用射线照射的方式，起到打扫手术战场、降低局部复发风险的目的。④内分泌治疗，针对病理报告单上出现 ER 和（或）PR 阳性的患者需要进行内分泌治疗。这一类癌细胞是以雌激素或者孕激素为营养物质，所以治疗上就需要清除激素。可选药物包括他莫昔芬、托瑞米芬、来曲唑、阿那曲唑。⑤靶向治疗，如果病理报告单上出现HER2（＋＋＋），或者HER2（＋＋）且Fish检测提示HER2基因扩增，患者就要进行靶向治疗了。药物选择包括曲妥珠单抗、帕妥珠单抗、马来酸吡咯替尼、恩美曲妥珠单抗、德曲妥珠单抗等。⑥免疫治疗，目前在乳腺癌的治疗中运用较少，主要用于晚期三阴乳腺癌（也就是ER、PR、HER2均为阴性）的治疗。药物包括帕博丽珠单抗、阿替利珠单抗等。

不管采取何种方式，采用哪种排兵布阵的战略方法，都是为了对乳腺癌进行精、准、狠的打击，让癌细胞无处可逃。

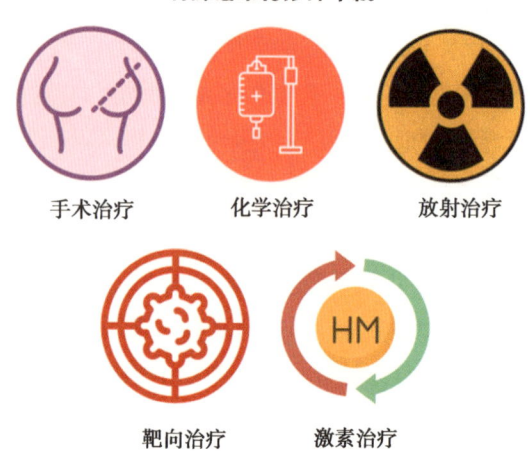

乳腺癌常见治疗手段

手术治疗　化学治疗　放射治疗

靶向治疗　激素治疗

PART 3

知己知彼
乳腺癌放疗前准备

放疗就像一场无声的战斗,不打无准备之仗,就要在放疗前,做好营养准备、肢体功能锻炼准备、呼吸练习准备、标记定位等。知己知彼,百战不殆。

什么是乳腺癌 MDT

MDT 就是多学科协作诊疗的意思，乳腺癌 MDT 是专门针对乳腺癌由相关学科（乳腺外科、影像科、肿瘤内科、肿瘤放疗科、病理科、营养科、心理科）的医生、技师和护士组成的团队协作诊疗。是的，他们一起努力，帮您检查、诊断和治疗，让您享受最好的医疗服务。这个团队里有很多牛人，每个人都有自己的专长，可以给您提供最专业的建议，一起定制最适合的治疗方案。这样避免了单一专业局限造成的"以偏概全"和"一叶障目"，患者的疗效更好、并发症更少，生存率更高。

乳腺癌治疗前为什么要穿刺活检

乳腺癌穿刺活检是病理诊断的主要方法，而病理诊断是确诊乳腺癌的最可靠的依据，也被称为乳腺癌诊断的"金标准"。乳腺癌患者在治疗前一般都要做穿刺活检，就是在局部麻醉的情况下，用一个针头从乳房肿块里抽取点组织出来，看看是否有癌细胞，属于什么分型、分期，以及确定分子类型、特征。其操作快速、简便、准确，其病理结果对制订个体化的治疗方案非常重要。

乳腺癌穿刺活检术示意图

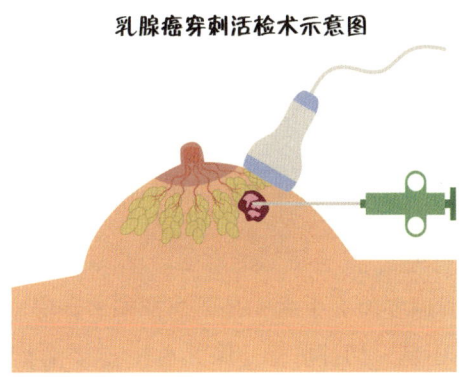

乳腺穿刺会导致肿瘤扩散吗

乳腺穿刺就是用一个针头从乳房里取点组织出来,让医生看看乳房里面有什么问题,是不是有癌症,癌症是什么样的,要怎么治。这个方法很常见,也不会让癌症变得更严重。

乳腺穿刺有两种做法:细针穿刺(fine needle aspiration,FNA)和穿刺活检(core needle biopsy)。

这两种做法都是让医生用针头从乳房里取点组织出来,然后拿去检查。这个过程不会让癌细胞扩散,不用担心。当然,做任何医疗的事情都有一点风险和可能出现的问题。有时候,您可能会感染、流血或者有其他的问题。但这些问题一般都不会持续很久,也不会让癌细胞扩散。

还有一点要注意,医生在做乳腺穿刺之前,会先了解病情,评估有没有穿刺禁忌证,也就是看看这个方法适不适合,怎么样能够减少风险。

乳腺癌手术方式有哪些

乳腺癌要怎么手术,是要切掉整个乳房(改良根治术),还是只切掉肿瘤(保乳术),这要看您的具体情况,比如肿瘤有多大、多严重、长在哪里,还有您自己的想法。

(1)改良根治术:这种手术就是把您的乳房和一些淋巴结都切掉。这种手术适合以下情况。

①肿瘤太大,保乳手术做不了。

②肿瘤长在乳房的边缘,或者分散在乳房的各个地方。

③乳房里不止一个肿瘤,有好几个。

(2)保乳术:这种手术就是尽量留下您的乳房,只把肿瘤和周围的一些正常组织切掉。这种手术适合以下情况:

①肿瘤发现得早,不是很大,保乳手术可以做。

②您很在意您的乳房外观，想要保留您的乳房。

③肿瘤离乳房的边缘有一定的距离，保乳手术可以把肿瘤全切掉。

除此之外，在做手术决定的时候，医生会考虑以下因素。

①肿瘤的类型和特点。

②您的身体状况和健康状况。

③您是否需要做放疗或者其他治疗。

④您的个人想法和心情。

最重要的是，每个人的情况都不一样，治疗方案也要因人而异。您要和医生多沟通，了解不同手术的优缺点，才能做出最符合您的情况和价值观的决定。

乳腺癌可以微创手术吗

微创手术是指不需要在体表做大的切口，而是通过几个小孔，用特殊的器械，在人体内进行手术的方法。微创手术相比传统的开放式手术，有很多好处，如伤口小，不容易感染，疼痛轻，恢复快。利用微创技术可以切除乳房内的肿瘤，同时保留更多的正常组织和乳房外形；微创技术还可用于切除整个乳房，并进行乳房重建手术，恢复乳房的形态。

然而，并不是所有的乳腺癌患者都适合选择微创手术。微创手术也有一些局限性，例如：可能会造成周围的正常组织或神经血管的损伤，导致出血、感染等并发症；可能会影响乳房的美观和对称性，需要进行修复或调整；可能会增加治疗的时间和费用。此外，对于肿瘤较大或伴有淋巴结转移的患者，微创手术可能无法彻底切除肿瘤细胞，需要进行更大范围的手术或者其他治疗方法。

放疗前还是放疗后做乳房重建术

两种乳房重建的时间选择

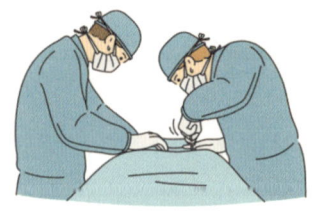
一期重建：术中进行

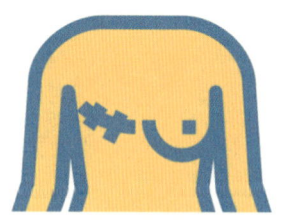
二期重建：术后进行

乳房重建有很多种方法，比如用植入物或者自己的组织，主要看您自己想怎么样，还有您的身体状况适合选择哪一种方法。乳腺癌手术后什么时候做乳房重建，也要看很多因素，比如手术的方式，治疗的计划，您的身体恢复得怎么样，还有您自己的意愿。一般来说，乳房重建可以在乳腺癌手术后的任何时候做，但是具体的时间还是要跟您的医生好好商量。

(1) 一期重建：有些人可以在乳腺癌手术的时候就做乳房重建，这叫一期重建。这样的话，外科医生和整形医生会一起给您做手术，一次搞定，省时省力。一期重建可以让您很快就恢复您的乳房外形，也可以让您活得更开心。

(2) 二期重建：有些人可能会选择等一等，等乳腺癌手术后再过一段时间，再单独做乳房重建，这叫二期重建。这段时间有多长，就要看您的身体恢复得怎么样，还有您是否需要其他的治疗，比如放疗或者化疗。

乳腺癌术后放疗前如何锻炼

乳腺癌手术后，您要多运动，这样才能早日康复，生活得更好。但是，运动之前，您要跟您的医生好好商量，制订一个适合您的运动计划。下面是一些小贴士，希望能帮到您。

首先，每个人的情况都不一样，运动计划也要因人而异。您要看看自己的身体状况、手术方式、治疗进度和个人喜好，才能决定怎么运动。

初始运动：手术后的前一段时间，您可能会觉得累、虚弱或者疼痛。这个时候，您就要轻轻地活动一下，比如散散步、深呼吸、慢慢地动动手臂，这样可以让您的关节灵活，血液流通，也不会太累。

逐渐增加强度：等您恢复得差不多了，您就可以慢慢地加大运动的强度和时间。有氧运动，比如快走、慢跑、游泳，可以让您的心肺功能更好。还有，您也可以做一些抗阻训练，比如用轻一点的哑铃，可以让您的肌肉和骨头更强壮。

注意姿势：特别是做过乳腺手术的您，运动的时候一定要注意姿势。不要用力过猛，不要提重的东西，不要做太剧烈的手臂动作。您要听医生的话，学习正确的姿势，这样才能减轻不适，加快康复。

灵活性训练：保持身体的柔软也很重要。您可以做一些瑜伽、普拉提和伸展运动，这些可以让您的关节更灵活，肌肉更放松。

注意身体信号：运动的时候，您要注意自己的感觉，如果觉得疼、肿或者不对劲，您要马上跟医生说。运动是为了让您舒服，开心，不是为了让您受罪，累坏。

专家有话说

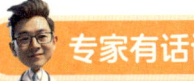

运动对于乳腺癌患者的康复和生活质量很重要。一个科学的、适合您的运动计划,不仅可以让您的手臂恢复正常,也可以让您的心情更好。

乳腺癌术后锻炼推荐:简易瑜伽

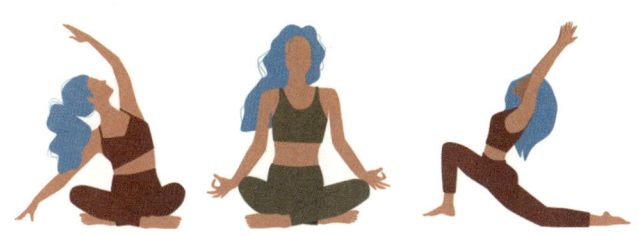

乳腺癌术后放疗如何预防淋巴水肿

注意衣物:术后不要穿太紧的衣服,特别是在手术那边的手臂上,避免衣服压迫到这个区域,影响恢复。

抬高手臂:为了帮助淋巴液流动,尽量经常把手臂抬高一点。

减少手臂的负重:术后不要用那边的手臂做重活或者拿重物。

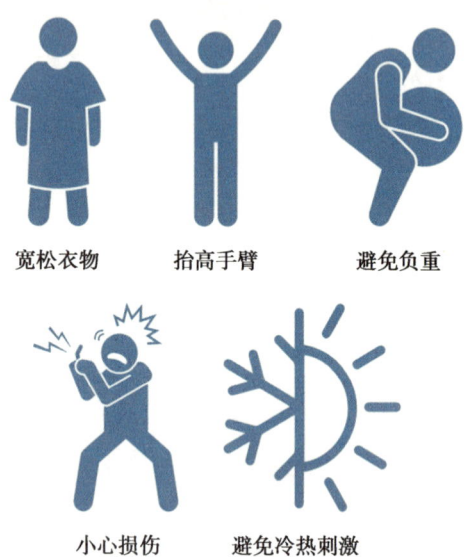

有效预防乳腺癌淋巴水肿的措施

宽松衣物　　抬高手臂　　避免负重

小心损伤　　避免冷热刺激

保护手臂：要小心保护手术那边的手臂，避免划伤或者感染。夏天要防蚊虫，冬天要注意保持皮肤湿润。同时要避免患侧手臂输液，抽血等操作。

避免极端温度和强光：洗澡时水温不要太热，同时避免手臂受到冷热变化和强光的刺激。

注意配饰和紧身衣：避免在手术侧的手臂戴戒指、手镯或手表等可能影响淋巴回流的物品，也不要穿太紧的内衣和紧身衣。

如果按照这些方法做了之后，手臂还是有淋巴水肿的问题,要及时去医院检查。

乳腺癌手术上肢能恢复到原来的状态吗

乳腺癌手术后手臂能不能恢复到手术前的状态,这要看几个因素,比如手术做得有多大、手术时神经受损的情况,还有每个人的体质不同也会影响恢复。如果手术比较小,那么手臂的功能恢复会比较快,可能在不久后就能恢复到正常状态。但如果手术比较大,或者神经受到了损伤,那么恢复可能就要慢一些,有时甚至可能会有永久的功能障碍。手术后,需要做一些康复训练,比如做一些适合的运动、按摩等,这些都是为了帮助手臂恢复功能。康复方案会根据每个人的情况来定。

要记住的是,恢复是个需要时间的过程,需要患者有耐心和毅力。手术后定期去医院检查也很重要,这样可以及时发现和处理可能出现的问题。这些信息只是大概的情况,具体每个人的恢复状况还是要看个人的具体情况。如果有疑问,最好还是去问问医生。

手术后辅助治疗的顺序

乳腺癌手术后,医生会根据您的具体情况来制订一个治疗方案，目的是减少癌症再次发生的风险。以下是常见的辅助治疗步骤。

(1) 化疗：手术后，很多患者需要化疗。化疗用药物来杀死癌细胞，减少它们再次出现的机会。化疗的方案会根据您的健康状况、手术的情况和癌细胞的类型来定。

(2) 放疗：放疗是用高能量的射线来杀死癌细胞，一般在化疗后进行。对于一些乳腺癌类型，放疗可以帮助降低癌症在同一个地方再次发生的概率。

(3) 靶向治疗：这种治疗使用特别的药物，直接攻击癌细胞的特定部分。靶向治疗通常和化疗一起使用，目的是让治疗效果更好。靶向治疗的方案会根据您的病理检测结果的具体情况来定。

(4) 内分泌治疗：这种治疗使用药物来调节激素水平，特别是对于那些激素受体阳性的乳腺癌患者。这种治疗的方案也是根据您的具体情况来定的。

专家有话说

通常，辅助治疗的顺序是先化疗，然后是放疗，根据患者的具体情况，后续可能还会有内分泌或靶向治疗等。重要的是，您需要按照医生的建议来进行治疗，这样可以帮助您更快地恢复健康。

手术后辅助治疗的顺序

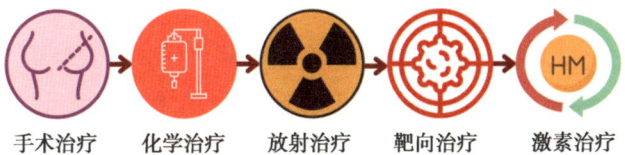

手术治疗　化学治疗　放射治疗　靶向治疗　激素治疗

我需要行术后放疗吗

放疗是治疗过程中很重要的一步。绝大多数做了保乳手术的患者都需要做放疗。但对于那些做了乳房切除手术或者乳房重建手术的患者,是否需要放疗就要根据很多情况来决定,比如肿瘤的类型、肿瘤有多大、分期、患者年龄和肿瘤的分子类型等。这是一个非常需要考验能力和经验的治疗决策。

一般来说,如果乳腺原发肿瘤直径大于5厘米或者侵犯胸壁肌肉或皮肤,或者腋下的淋巴结转移超过3个,那就需要做放疗。如果腋下淋巴结转移的个数为1~3个,是否需要放疗就要看患者复发的风险来决定了。现在随着医学技术的进步,有些患者可能不需要做放疗。所以,具体是否需要放疗,最好是咨询经验丰富的放疗科医生。

乳腺癌放疗的作用是什么

100多年前治疗乳腺癌主要靠手术来切除肿瘤。1894年,由Halsted提出乳腺癌根治术,这种手术不仅切除肿瘤,还包括整个乳腺、胸肌和腋下到锁骨下的软组织。这样的手术虽然能降低复发的情况,但给女性患者带来了很大的身体和心理上的伤害,因为它会导致乳房丢失,留下不好看的瘢痕和凹陷的胸壁。即便手术创伤如此之大,仍有一部分患者会复发和转移。对于高危复发的根治术后患者,术后再进行放疗,能减少复发的情况,让更多的患者有机会长期生存。

乳腺癌放疗作用:保乳、提高生活质量

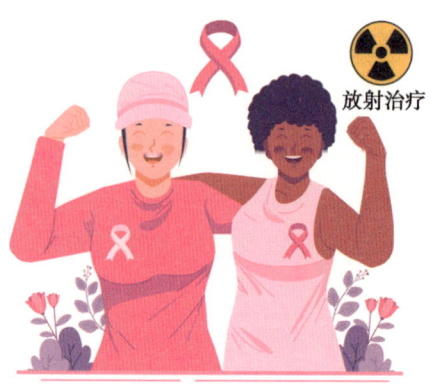

后来，随着放疗技术的进步，医学界发现，对于早期的乳腺癌患者，只需要局部切除肿瘤，再配合全乳腺放疗，就能达到和根治手术相同的效果。这样一来，一些乳腺癌患者就能保留自己的乳房，上肢功能也能更好地保留，生活质量得到明显的提升。

乳腺癌手术后为什么还要做放疗

癌细胞很狡猾，最重要的特点之一就是会"静悄悄地生长"。即使已经做了手术，保乳手术以后的保留乳房组织、乳房切除术后的胸壁和同侧的内乳淋巴结区、锁骨上下区以及没有被切除的腋窝区域可能还暗暗"潜伏"着散在癌细胞。这些癌细胞十分隐秘，用目前的技术手段，包括超声、CT、MRI、PET-CT甚至病理切片等等检查可能都发现不了，但是却可以成为术后复发和转移的"种子"。

专家有话说

乳腺癌术后放疗就是要把手术以后残留的肿瘤细胞"赶尽杀绝"，实现治愈乳腺癌的终极目标。

放疗对微小肿瘤病灶的杀灭作用

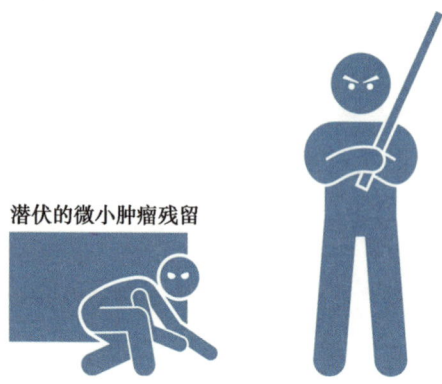

我可以免除放疗吗

并不是所有乳腺癌患者都需要术后放疗,只有癌细胞残留概率比较高的患者才需要接受放疗。对于接受了保乳手术,但是年龄偏大(一般指65—70岁),同时满足一系列"好"条件的前提下(包括:肿块小于2cm,激素受体阳性——术后病理报告显示:ER(+)、PR(+),腋窝淋巴结未转移,切缘阴性,能坚持接受内分泌治疗等)。跟放疗科医生进行充分沟通后(包括免除放疗后复发风险可能增加等潜在风险,以及放疗可能带来的损伤风险等),可以考虑免除放疗的。

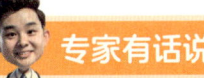

专家有话说

术后复发风险高的患者需要放疗，复发风险低的患者可以免除放疗。但是复发风险如何以及是否可以免除放疗，需要由放疗专业医生评估以后才可以确定哦。

放疗后复发的患者还能再次放疗吗

当然可以，但是确实需要更加谨慎和仔细的评估。首先，要看复发的部位以前是否接受过放疗。如果复发的部位以前没有接受过放疗，那么再次放疗是相对安全和有效的。如果原来放疗过的部位再次复发，那么确保复发肿瘤靶区周围的正常组织剂量在可耐受范围内，也是可以再次放疗的。

再次放疗时，医生需要综合评估患者的体力状况、年龄、肿瘤分期、再次放疗的间隔时间等因素，制订合适的放疗方案，控制毒性反应在可承受的范围内。质子治疗因为可以更好地保护周围正常组织，更适合再次放疗。

> **专家有话说**
>
> 随着放疗技术的进步,越来越多的放疗后复发患者可以接受再次放疗。结合化疗、靶向治疗、免疫治疗等药物治疗以进一步提高放疗疗效。

乳腺癌可以做质子放疗吗

当然可以,从理论上来说所有的乳腺癌放疗患者都可以做质子放疗。相比于传统放疗技术,质子放疗可以减少心肺和其他重要器官的辐射剂量,从而显著降低心脏毒性、放射性肺炎、继发性肺癌、手臂和肩部运动障碍、对侧乳腺癌和其他继发性恶性肿瘤等风险。与此同时,质子放疗可以更好地适应复杂靶区确保充分剂量覆盖,从而保障疗效。需要注意的是,质子放疗目前在全球范围内的资源仍是有限的。质子放疗可能更适合以下乳腺癌患者:左侧内乳放疗、胸部解剖畸形(漏斗胸、桶状胸等)、合并心血管疾病等高危因素、同时患有间质性肺炎、年轻、有乳腺癌家族史或高危基因突变、第二原发肿瘤高危、联合抗肿瘤用药、部分乳腺照射等。

> **专家有话说**
>
> 理论上来说所有的乳腺癌放疗患者都可以做质子放疗，但是其中心肺等重要器官损伤危险偏高的患者更适合做质子。

乳腺假体植入术后可以放疗吗

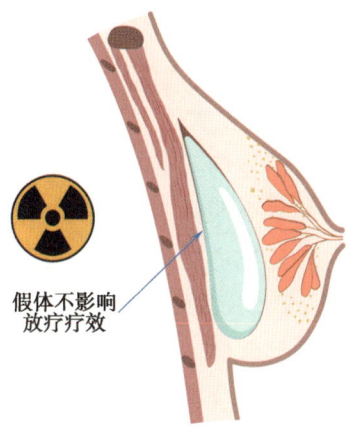

假体不影响放疗疗效

当然可以。随着放疗技术的进步，放疗对假体植入重建乳房的负面影响也已经越来越小。对于那些接受假体植入重建手术的患者，需要接受术后放疗的标准跟没有接受重建手术的乳腺癌患者是一样的。不需要因为接受了假体植入重建手术,就放弃放疗带来的治疗获益。

> **专家有话说**
>
> 乳腺假体植入术后可以放疗,但是需要注意定期检查假体情况,一旦发现异常,要及时就医哦。

放疗对假体有影响吗

放疗对乳房假体确实会有一定影响,主要体现在:①可能会使乳房假体表面略微皱缩,影响外观美观性,但这种影响通常很轻微。②增加假体破裂和泄漏的风险,比不做放疗的女性高10%左右的风险。③可能会使假体内部填充物渗漏到周围组织引起炎症反应,不过这种严重并发症的发生率非常低。④对于采用盐水填充的假体,可能会加速盐水的渗出。因此,在接受放疗前,建议和医生充分讨论治疗方案,评估利弊,最大限度减少并发症风险。

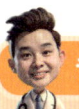

> **专家有话说**
>
> 放疗对假体确实会产生一定的影响,主要会影响重建乳房的美容外观。

乳腺癌患者什么时间开始放疗

对于不做术后化疗的患者,放疗推荐在手术之后4~8周内开始。对于做术后化疗的患者,推荐在化疗结束后2~8周内开始,但是12周内开始都是安全的。同时,放疗开始之前手术切口要长好,血常规和肝肾功能等血液指标应恢复正常,双侧上肢上举、外展等功能基本恢复。对于术后或者化疗后推迟放疗开始时间是不是会影响疗效,现在还不十分清楚。但是,对于本来应该接受辅助放疗的患者,即便因为各种不可抗力导致放疗延迟,也远远优于不接受辅助放疗。

> **专家有话说**
>
> 一般开始,对术后不化疗的患者,放疗在术后4~8周,伤口完全愈合后开始。对于术后化疗的患者,在化疗后2~12周开始都是安全的。

放疗对自体组织重建的乳房有影响吗

确实会有一些潜在的影响，包括可能增加并发症的风险，如血肿、感染、栓塞、纤维化、脂肪坏死以及重建乳房的体积丢失等。另外，放疗还可能会对重建乳房的外观和质感造成一些影响，如皮肤紧缩或变薄。尽管如此，接受放疗的自体组织乳房重建患者，长期来看重建乳房的美容效果和满意度仍然可以保持在较高水平。随着放疗技术的进步，放疗对于自体组织重建乳房的影响也越来越小。总体而言，放疗对自体组织重建乳房的影响要明显小于假体重建乳房。因此，对于肯定需要接受术后放疗的患者，更加推荐去接受自体组织的乳房重建。

做基因检测有什么作用

在与乳腺癌风险相关的基因中，BRCA1和BRCA2是最著名的两个。健康的女性如果携带这种基因突变，则提示乳腺癌的发病风险偏高，应该尽早行乳腺癌的筛查甚至可以接受乳腺的预防性切除。乳腺癌患者如果携带这种突变，可能需要接受针对BRCA基因突变的靶向治疗。基因检测对于指导乳腺癌的个体化治疗同样重要。比如 21 基因检测评分低的激素受体阳性患者,可以安全免除术后化疗。另外,70 基因检测(MammaPrint)、50 基因检测(Prosigna)、12 基因检测(EndoPredict)评分低的早期乳腺癌患者,即使不接受化疗,预后也很好,可以考虑不接受化疗。

乳腺癌的基因检测

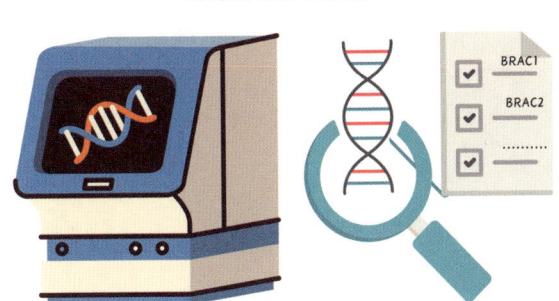

放疗对患者的预后有何影响

放疗是治疗乳腺癌的重要方法,对于合适的患者,它有两个主要的好处:一是放疗能够显著降低肿瘤复发的风险,不管是同一边的乳房,还是附近的淋巴结,甚至是身体的其他部位;二是放疗能够使患者活得更久、更好,让患者享受更长的无癌生活。

放疗期间需要配合化疗吗

乳腺癌不推荐放化疗同时进行

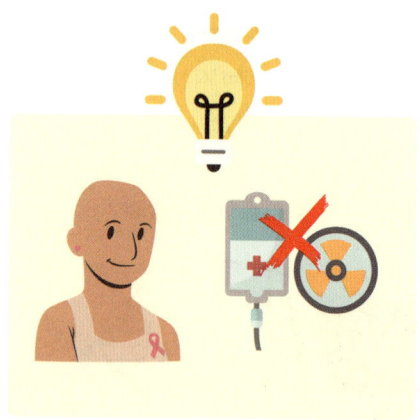

乳腺癌的放疗和化疗一般是分开进行的,同时进行两种治疗并没有更好的效果,反而可能增加不良反应,如皮炎等。所以,乳腺癌患者通常会先做化疗,等身体恢复了再做放疗,这样可以减少放疗的不良反应。

有些乳腺癌患者情况比较严重,化疗结束后还需要吃一种叫卡培他滨的口服化疗药,来防止肿瘤复发。但是,卡培他滨与放疗一起使用可能增加正常组织的毒性,所以卡培他滨通常在放疗结束后再吃。还有一些患者病期比较晚,化疗后也不能做手术,这时候可以在放疗时加上化疗药,如顺铂等,让肿瘤更容易被放疗消灭,但是这样做也会有一些不良反应,如增加皮肤的湿性脱皮等,需要注意。

放疗前的准备有哪些

乳腺癌放疗前的准备事项

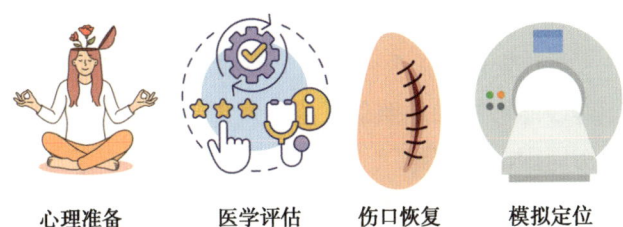

心理准备　　医学评估　　伤口恢复　　模拟定位

乳腺癌放疗前的准备至关重要,它确保了治疗的准确性和安全性。首先,患者要认识到合理利用射线是安全的,不要害怕放疗,心理上要做好准备。其次,患者要按照医生的嘱托完成必要的检查,如体检、血液化验、超声检查和胸部CT等,以确保身体状况适宜接受放疗。患者还要配合医生检查患侧伤口、积液,和上肢的活动情况。确认伤口愈合、皮下无积液或无须处理的少量积液、上肢功能良好后,方可预约定位。此外,患者要按照医生的要求做好固定模具,准备好画线笔、贴膜等材料。最后,在定位时,患者平躺在体板或乳腺托架上,患侧或双侧上肢上举,身体不要动,配合医生做好体表标记。"不打无准备之仗,方能立于不败之地",通过这些周密的准备,我们能够确保放疗的效果,让患者得到最好的治疗。

放疗前的功能锻炼怎么做

放疗定位时需要将患侧上肢或双侧上肢举起来,让射线能够准确地照射乳腺和胸壁等部位,而不会误伤周围的健康组织。但是,有些做了腋窝手术的患者,可能会因为疼痛、恐惧或缺乏锻炼而发现上肢活动受限。这种情况下,适当的上肢功能锻炼变得尤为重要,它可以帮助患者恢复上肢的活动范围,满足放疗的需求。上肢功能锻炼的建议如下。

(1) 在专业人员指导下进行,以确保安全和有效。

(2) 有针对性地锻炼,目标是使患侧上肢能够充分上举和外展。

(3) 多样化的锻炼方法:可以尝试不同的锻炼方式,如患侧手指向上爬墙、患侧上肢上举过头抓健侧耳朵、健侧手指拉伸患侧上肢,或使用上肢牵引器辅助锻炼。

(4) 及时寻求帮助:如果个人锻炼效果不好,要及时寻求家人或康复科医生的帮助。对于可能伴有肩周炎或其他肩关节疾病的患者,建议先到骨科或运动医学科就诊,诊断明确后在临床医生指导下接受治疗和锻炼。

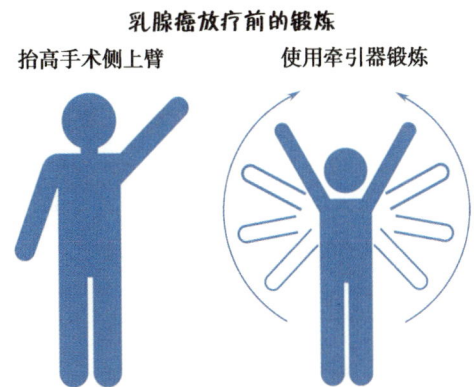

乳腺癌患者放疗时标记线有什么用处

在定复位时,医生会在患者的皮肤上画一些标记线,这些标记线就像是放疗的战术地图,确保每一次放疗都能精准地击中目标。通常有三种标记线,分别是同中心标记线、照射野标记线和摆位辅助线。

同中心标记线:像是战斗中的定位信号,它们在定位时画在皮肤上,形成三组"十字线",确保放疗的射线能够从正确的角度和位置发射,就像狙击手的准星一样(必须用)。

照射野标记线：像是描绘出战斗区域的界线，它们定义了放疗的作战范围，确保能量只在需要的地方释放，保护周围的正常组织（非必需）。

摆位辅助线：在特殊情况下使用的额外导航线，比如在全乳切除术后放疗中，它们帮助确定补偿膜的正确位置（非必需）。

标记线对于精准放疗至关重要，放疗期间务必要全程保护好。

放疗标记线的肿瘤定位作用

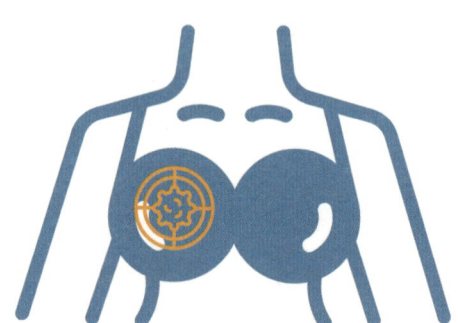

乳腺癌放疗是怎么实施的

乳腺癌放疗就像是用"光剑"来对抗癌细胞，主要有两种方式：外部放疗和内部放疗。

"外部放疗"就像是从身体外部的直线加速器发

射"光剑"来攻击癌细胞,这是最常见的方式。通常需要每周5天(就像工作日一样,从周一到周五),每天进行一次治疗,持续3周或者5~6周。

"内部放疗"(近距离治疗)就像是在身体内部放置一个"光剑"来攻击癌细胞。在这种治疗中,手术切除肿瘤后,医生会在乳房中肿瘤曾在的部位临时放置一个放射线传输装置,就像在敌人的老巢里放置一个"光剑"。在治疗过程中,将放射源置于该装置中,短时间内打开"光剑"攻击癌细胞。

乳腺癌放疗过程中需要呼吸控制吗

如果你正在接受左乳的放疗,医生可能建议你采用一种称为深吸气屏气(DIBH)的技术。这就像是在打乒乓球时,你会屏住呼吸,集中精力击打球。同样,当你深吸一口气并屏住呼吸时,你的横膈膜(这就像是一个大气球,位于肺底部)会像弹簧一样将心脏从胸壁拉开,让心脏远离了放疗的"危险区域"。这样做可以将心脏的辐射量减少一半(与不使用相比)。

有一些设备,就像是你的私人教练,可以帮助你在乳腺癌放疗期间练习呼吸屏气。就像是在跑步前做热身运动一样,你也可以在放疗期间通过在家中练习深呼吸和屏住呼吸来帮助准备 DIBH。

深吸气屏气（DIBH）的技术与呼吸

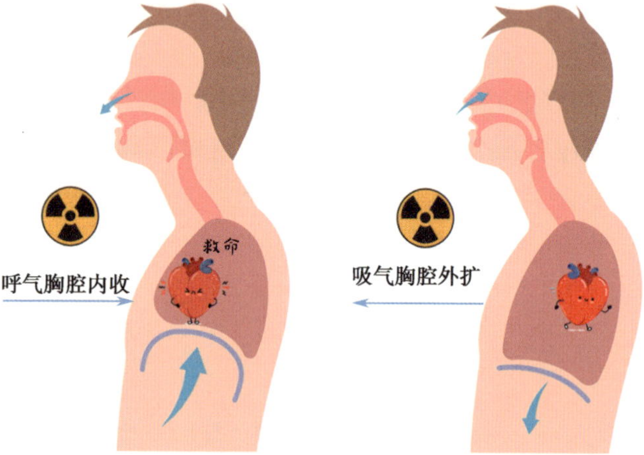

呼气胸腔内收

呼气射线容易照射到心脏

吸气胸腔外扩

吸气心脏尽量远离射线照射

手术中放疗可行吗

乳腺癌术中放疗是一种在乳腺癌手术过程中，直接在手术创面使用放射线的治疗方式。就像我们在打扫房间时，会用吸尘器清理角落的灰尘一样，术中放疗就是用放射线清理可能残留在手术创面的癌细胞。

术中放疗在乳腺癌保乳手术中有很多优势。首先,它就像一把"瞄准镜",可以帮助医生精确地将放疗剂量投放到需要的区域,避免误伤健康组织。其次,它就像一次性完成的"大扫除",可以在一次手术中完成,避免了术后额外的放疗过程,这对患者来说可以节省时间,更加方便。最后,它就像一种"保险",通过在手术过程中立即应用放疗,可以杀灭残留的癌细胞,降低肿瘤复发的风险,提高治疗效果。

乳腺癌患者可选的强强联合治疗策略

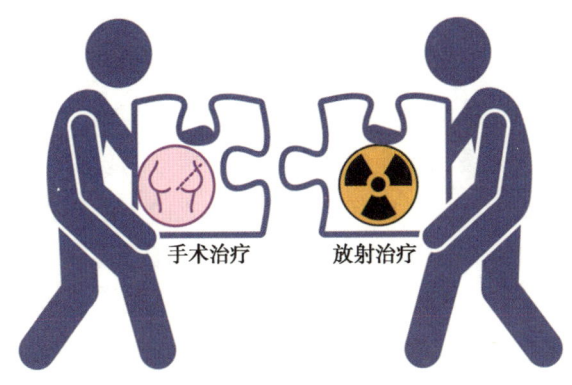

适合进行乳腺癌术中放疗的患者主要包括早期乳腺癌且肿瘤特征适合的患者:根据肿瘤的特征,如大小、分级、组织学类型等,医生会综合考虑是否适合进行术中放疗。另外做了术中放疗的患者根据术后病理情况可能还需要补充外照射。

乳腺癌放疗痛苦吗

乳腺癌放疗就像是一场无声的战斗,患者在接受治疗的时候并不会有任何感觉,就像是在安静的房间里读一本书。每次放疗的时间一般在5~15分钟,这个过程就像是在休息一会儿。

放疗是一种局部治疗,采用先进的精密设备在准确的治疗计划下实施,就像是用一把精准的剪刀剪掉肿瘤。因此,发生严重并发症的情况少见,就像是在一场精心策划的手术中,医生会尽可能地避免伤及正常组织。但是,放疗在杀灭癌细胞的同时,不可避免的会对正常组织产生一定的损伤和不良反应,就像是在战斗中,即使是最精准的攻击也可能会造成一些无辜的伤害。放疗造成的不良反应大体上分为:治疗中,立刻产生的急性不良反应(如皮肤变化、喉咙痛、白细胞下降等);治疗后,经过几个月才出现的慢性不良反应(如上肢水肿、肺纤维化等)。这些不良反应就像是战斗后的伤痕,一般都是轻微症状,治疗后经过一段时间可以恢复。

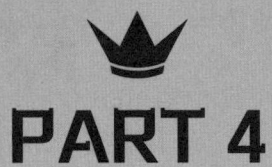

PART 4

有的放矢
放疗中注意事项

放疗通过射线的累积达到抑制肿瘤、控制肿瘤和杀死肿瘤的作用。在放疗初期人体没有任何感觉，但放疗后期可出现或多或少的并发症。了解放疗并发症发生的起因、时间、表现、评估、预防及治疗至关重要。

乳腺放疗期间的注意事项有哪些

(1) 保持标记线清晰：在定位时，医生会在患者身上标记紫红色的放疗标志线。放疗期间，这些标记线必须保持清晰。如果标记线变得模糊，应及时找主管医生进行标记，不要自行描画。

(2) 饮食注意事项：①保护食管黏膜。放疗可能会损伤食管黏膜，应尽量选择柔软、易消化的食物，避免热性和刺激性食物。②辅助药物。如果症状严重影响进食或睡眠，应告诉医生，可用药物辅助减轻不适。③加强营养。如果进食固体或半流质食物困难，可以将食物煮成浓汤或适当补充营养素，以确保治疗期间摄入足够的营养。

(3) 皮肤护理：①穿着。建议穿着宽松柔软的棉质上衣，不要穿着胸罩，避免在日光下暴晒、禁止高温淋浴、禁止做理疗。②保持皮肤清洁、干燥。以温水清洁治疗部位，再以柔软吸水的布类轻轻拭干，治疗部位须保持通风干燥，避免用手抓挠、撕剥照射野皮肤。照射部位皮肤禁止贴胶布或膏药，禁止注射、热敷，禁止涂抹刺激性或含重金属的药物（如碘酒、红汞、万花油等）。③皮肤反应。随着放疗次数的增加，放疗照射部位会出现不同程度的皮肤反应。如果出现湿性脱皮，配合医护人员的处置,照顾伤口,预防感染。

(4)日常活动:①注意休息。放疗可能会使部分患者感到乏力,建议多休息,不要强迫自己活动,不建议在此期间进行体育锻炼。②注意保暖。放疗可能会引起放射性肺炎,接触寒冷的空气是引发放射性肺炎的一个重要因素,因此,一定要注意保暖,避免感冒。③定期检查。放疗可能会引起部分患者轻、中度的白细胞、血红蛋白、血小板等下降(骨髓造血功能受到抑制),建议每周1次复查血常规以便医生了解目前的骨髓造血情况。

乳腺癌放疗期间需要"忌口"吗

放疗就像是一场战斗,营养就是你的"弹药"。在这场战斗中,充足的营养有助于调节免疫力、增强抗癌能力,减轻不良反应,提高生活质量。因此,乳腺癌放疗期间需要平衡饮食结构,合理进食,确保饮食富含蛋白质、能量和维生素,保持良好的营养状况。另外,乳腺癌放疗期间并没有中医上所讲的忌食"发物"的概念,建议患者应避免单一饮食,不宜食用过冷、过热、油腻、辛辣等刺激性食物。进食时,不宜过饱或过急,应缓慢进食,充分咀嚼食物,以利于消化吸收。同时,确保身体得到充足的水分。

避免食用辛辣、刺激性食物、生冷食品、油腻食物、腌制品及酒类

放疗期间可以吃内分泌药吗

放疗可和内分泌疗法结合,共同对抗乳腺癌。放疗是一种可以缩小和破坏癌细胞的方法,就像是一把锐利的剑。而内分泌疗法则是通过消除或减弱雌激素对乳腺组织的作用,抑制或阻断癌细胞生长,达到治疗乳腺癌的效果,就像是一把防御的盾。

对于激素受体阳性的乳腺癌患者,内分泌疗法就像是一件定制的盔甲,大多数都可以使用。对于临床分期较晚的患者,可以在医生指导下联合使用放疗和内分泌疗法,提高治疗效果,就像是在战斗中同时使用剑和盾,可以更有效地对抗敌人。

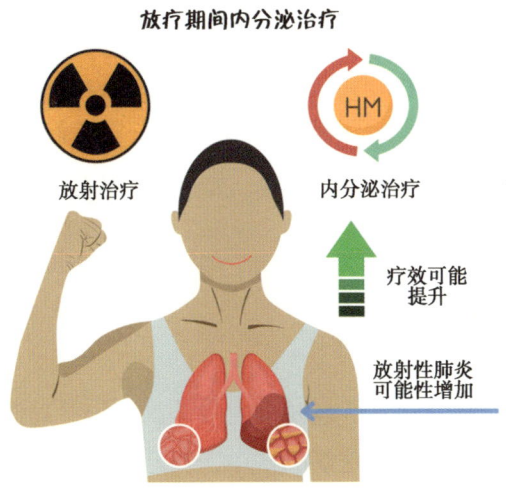

但是,极个别乳腺癌患者体质较差,对放疗的耐受性较差,其间再服用内分泌药,身体不适感比较显著。这种情况下要在医生的指导下适当调整内分泌疗法的用药方案,可以放到放疗后完成。

放疗期间可以打靶向药吗

HER2 阳性乳腺癌是一种增长和扩散速度较快

的癌症，其特点是癌细胞上的HER2蛋白表达过多。治疗时，医生通常会使用曲妥珠单抗和帕妥珠单抗这两种靶向药物，它们可以在进行放疗的同时使用，也可以和紫杉类化疗药物一起使用，或者在进行辅助放疗或者辅助内分泌治疗的同时使用。但是，如果和蒽环类化疗药一起使用，可能会对心脏产生毒性，所以通常不建议这样做。另外，个别药物可能增加放疗引起的皮肤毒性，如不建议放疗与T-DM1同时应用。

放疗不良反应严重吗

放疗就像是一场精准的战斗，目标是局部的肿瘤细胞。虽然在这场战斗中，我们的身体可能会受到一些伤害，但这些伤害大多是局部的，就像是在战斗中，我们身穿的盔甲可能会有一些划痕和凹陷。放疗的不良反应往往和照射部位及照射时间、剂量相关，只要及时对症处理，就不会留下后遗症。这就像是在战斗结束后，及时修复盔甲，就可以避免长期的损伤。

大多数接受放疗的患者不良反应都相对比较轻微，主要是皮肤会有些脱皮、瘙痒等反应，另外有些患者会觉得吞咽稍感疼痛、疲劳乏力，这也是放疗基本上都可以在门诊完成放疗，而无须住院的主要原因。

乳腺癌放疗期间常见的不良反应有哪些

放疗不良反应，每个人的反应会有所不同。如果在接受乳腺癌放疗时出现了不适，不用过于担心，只要及时向医生报告，按照医生的建议来处理，绝大多数急性不良反应会在放疗结束后几周内消退。

(1) 局部反应：①放射性皮炎：最常见的不良反应之一，主要表现为放疗区域和周围皮肤的红肿、痒、疼痛和脱皮。②乳房肿痛：乳房肿胀、胀痛和硬块感，是射线照射导致乳房充血和水肿，特别是对于腺体丰满的人更容易出现。③放射性黏膜炎：表现为咽喉干、痒、痛或吞咽有异物感、轻微疼痛等，照射锁骨上区的患者更容易发生。④放射性肺炎、气管炎：可能会轻微咳嗽，多见于照射锁骨上区的患者。

(2) 全身反应：①疲劳、乏力、食欲不佳；②骨髓抑制：白细胞和血小板下降较为常见，特别是先化疗再做放疗的患者。但不必太担心，只须每周查血常规，并及时向医生报告结果，医生会根据情况做出相应处理。

乳腺癌放疗期间常见不良反应

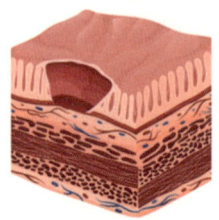

放射性皮炎

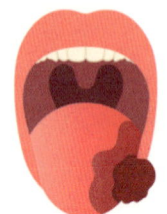

放射性食管黏膜炎

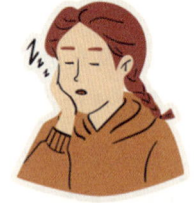

疲劳、乏力、食欲缺乏

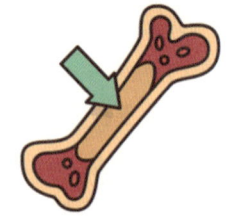

骨髓抑制

放射性皮炎有哪些表现？一般什么时间出现

典型的放射性皮炎会在放疗开始2～3周后出现，表现为局部灼热、瘙痒、疼痛，有时也会有点片状色素沉着、红斑或红疹。随着放疗次数增加，还可能会出现脱皮或者皮肤破损渗液，一般放疗结束后1个月左右会康复的，因此不必太恐惧。少数人可能在放疗接近尾声时或者结束后几周，皮炎变得更严重，出现大片脱皮、渗出、局部感染、出血、溃疡等，可能需要一些抗炎药物的局部或者静脉治疗。好在乳腺癌术后的照射剂量通常不算高，所以严重的急慢性放射性皮炎并不常见。

放疗对皮肤组织的影响

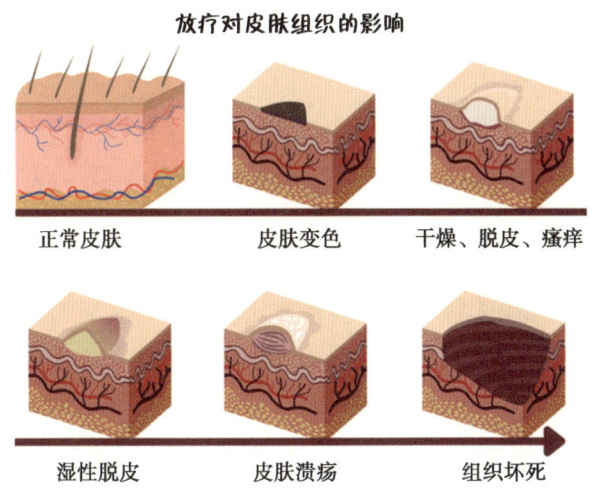

正常皮肤　　皮肤变色　　干燥、脱皮、瘙痒

湿性脱皮　　皮肤溃疡　　组织坏死

放疗照射野皮肤如何保护

保护放疗区域的皮肤是放疗工作的一个重点，需要医生和患者一起来做好。颈部、腋下和手术切口周围皮肤折叠处，以及容易潮湿不透气的部位最易出现皮炎。放疗期间和放疗结束后数周内，尽量

避免照射区域皮肤被暴晒、摩擦搓洗、热敷、冷敷，避免使用碱性肥皂沐浴露、酒精、碘伏或香水等。推荐穿宽松棉质上衣，尽量保持照射区皮肤透气及清洁。同时，医生会使用药物预防，如外用糖皮质激素、超氧化物歧化酶、硅酮成膜凝胶敷料、银离子敷料或表皮生长因子等来预防和降低发生放射性皮炎的概率和严重程度。

发生放射性皮肤损伤如何处理

放疗过程中严重皮肤损伤发生的概率非常低，患者无须太过担心，但也要认真对待，及时与医生交流。如果出现照射区域皮肤有轻微的发红或少量脱皮，一般无须特别处理，可在医生指导下继续使用保护皮肤的外用药物，同时观察皮肤反应的变化，及时向医生汇报。预防和缓解皮肤反应的药物或敷料需要持续使用，直到放疗结束后再使用2周左右。

如皮肤出现湿性脱皮，建议每天用生理盐水清洗渗出的部分，也可以加外涂抗生素（如红霉素、金霉素、莫匹罗星等）来预防感染。如发现大片潮湿的蜕皮或皮肤出现较大面积的感染甚至出现了溃疡等，要立即停止放疗，及时进行治疗，包括抗生素、局部换药等处理。所以，放疗区域的皮肤保护一定

放射性皮炎的预防与治疗

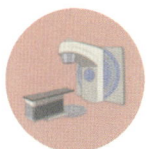

放疗计划

危险因素评估

患者自身危险因素
- 照射部位
- 基础疾病

治疗相关因素
- 放射总剂量
- 分割剂量
- 联合EGFR抑制药或化疗等

诊断依据

常用评估标准
- NCI CTCAE V5.0 分级
- RTOG急性放射性损伤分级
- RTOG慢性放射性损伤分级
- LENT-SOMA分级

预防措施

预防手段

非药物预防手段
- 放疗模式选择
- 健康宣教
- 低水平激光

药物预防手段
- 外用糖皮质激素、GM-CSF等

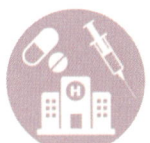

治疗选择

治疗计划

急性放射性皮炎
- 按皮肤损伤严重程度分级指导治疗计划
- 同时使用EGFR抑制药的患者可能需要额外治疗或预防性治疗

慢性放射性皮炎
- 主动或被动的活动训练,有利于改善活动度和减少挛缩

要谨遵医嘱进行,尽量避免严重并发症的发生。

什么是放射性食管炎

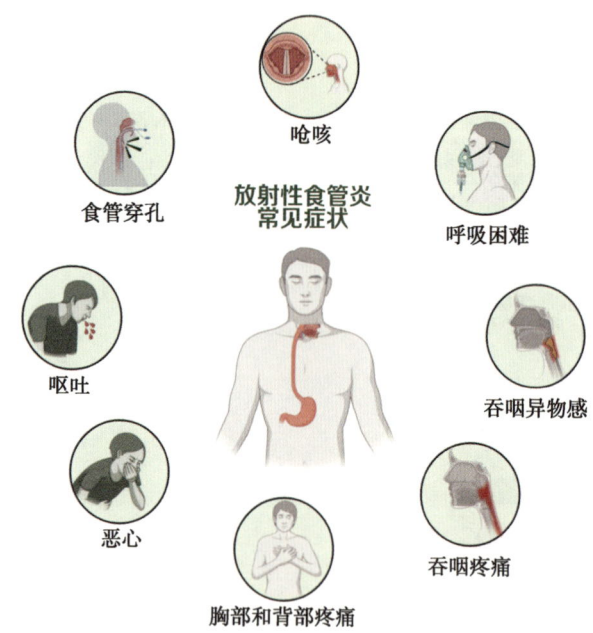

放射性食管炎指食管受到放射性损伤而产生的无菌性炎性反应。在放疗进行到2~3周时可能出现吞咽异物感,这属于较轻的急性放射性食管炎;别紧张,告知医生,同时调整饮食为软食或半流食,必要时遵医嘱进行药物治疗。通常这种情况在放疗结束后几周就能恢复。乳腺癌放疗出现慢性放射性食管炎比较罕见。

放射性食管炎如何预防

常见预防放射性食管炎生活方式

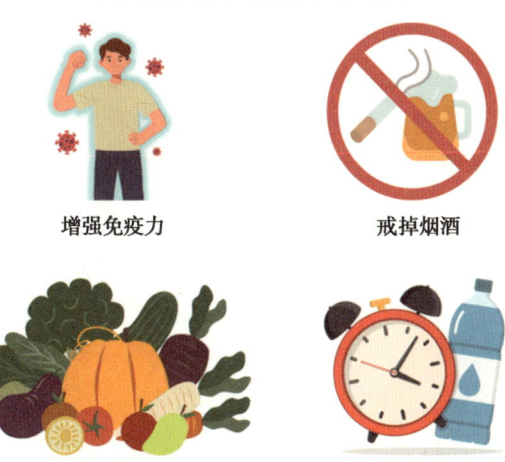

增强免疫力　　　　　　戒掉烟酒

多吃水果蔬菜　　　　　保持充足饮水

乳腺癌放疗所导致食管炎的程度通常比较轻微，无须药物干预。如医生评估患者有放射性食管炎高危因素，可参考放射性食管炎治疗方案早期干预。医生依据病情选择最优化的放疗技术和方案，以降低食管受照射的剂量，这对于预防食管炎的发生有很重要的作用。另外，生活中预防放射性食管炎要避免饮酒、吸烟、进食辛辣、过热、过冷及粗糙的食物，进餐后宜饮少量温开水，减少食物残渣，减轻对食管黏膜刺激。

出现放射性食管炎怎么治疗

(1) 一般处理措施和营养支持治疗：千万别忘了保持口腔的清洁卫生，饭后要漱口哦！要避免烟酒、辛辣、粗糙、太硬、太热或太冷的食物。如果因为放射性食管炎出现吞咽疼痛或进食困难，医生通常会建议多吃高热量、高优质蛋白、高维生素以及低脂肪、易消化的食物，也可考虑口服营养素。

(2) 药物治疗：①镇痛：轻度到中度的疼痛可以试试利多卡因、碳酸氢钠或者庆大霉素等药物的自制口服溶液，还可以配合口服镇痛药。②抗炎：地塞米松这种糖皮质激素可减轻局部的炎症和水肿，加速受损组织的修复。如果需要，医生有时还会酌情使用抗生素来加速控制炎症，预防感染。③保护食管黏膜：硫糖铝混悬液或康复新等黏膜表面保护剂可以避免胃酸的刺激，吃药后 1 小时内避免吃东西或喝水，以免破坏保护层，影响疗效。此外，可以在进餐前 30 分钟服用抑酸药物（如奥美拉唑、兰索拉唑、雷尼替丁、法莫替丁等）减少胃酸对食管黏膜的刺激和损伤。

④促进黏膜修复:疼痛明显者可使用粒细胞-巨噬细胞集落刺激因子兑生理盐水缓慢吞咽,它能加速黏膜修复,缩短黏膜损伤的愈合时间。

什么是放射性肺炎,有哪些表现

放射性肺炎是指在放疗后,正常肺组织因受到辐射而引发的炎症反应。这种反应可以分为两个阶段:早期的放射性肺炎(放疗后1~6个月)和后期的放射性肺纤维化(放疗后6个月至数年)。

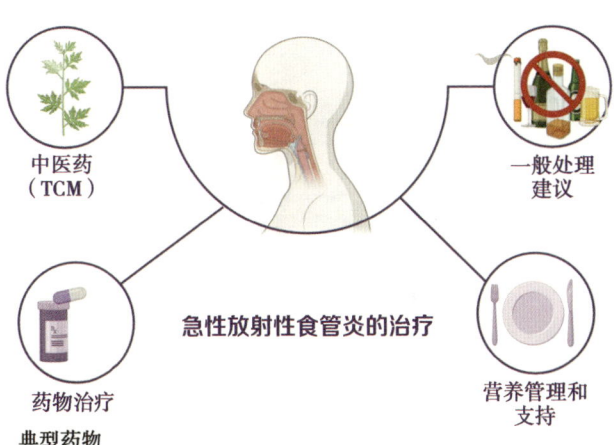

典型药物
- 镇痛:利多卡因
- 抗炎:地塞米松
- 保护食管黏膜:质子泵抑制药
- 促进黏膜愈合:粒细胞-巨噬细胞集落刺激因子(GM-CSF)

肺是一个非常敏感的器官，且与乳腺组织相邻，因此，在乳腺癌的放疗中，肺部常常会受到一些射线照射并出现放射性肺炎或肺纤维化。但是，这种损伤大多数情况下是1级的（按严重程度分为1～5级），损害范围非常小，通常不会产生明显的症状。就像一幅美丽的油画，虽然偶尔会出现一些细微的磨损，但这并不影响我们欣赏这幅作品的整体美感。为了肿瘤的治愈，要接受并包容这些小小的缺陷。

放射性肺炎的临床表现

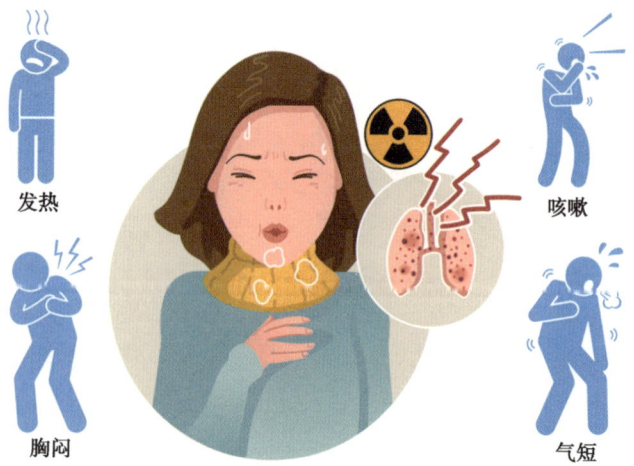

个别情况下，放射性肺炎表现为咳嗽、气短、发热和胸痛等。①咳嗽通常是干咳；②气短的程度各有不同，轻者仅在活动后出现，而重者则在休息状态下也感到呼吸困难；③个别患者可能会发热，有时甚至在咳嗽、气短等症状之前就已经出现，通常是低热，体温在37~38.5℃，但如果合并病毒或细菌感染时，体温可能会升高至39℃以上；④少数患者可能会因为牵拉胸膜或刺激肋间神经而出现胸痛症状。这些症状可能出现在放疗期间，也可能在放疗后几个月内，如果出现以上症状，应该及时和主管医生沟通或就医。

放射性肺炎如何预防

放射性肺炎的预防是一个复杂的过程，涉及许多因素。①受照射肺的面积：受照射肺组织面积越大，发生放射性肺炎的概率就越高。②受照射剂量及分割方式：剂量越高，发生放射性肺炎的概率越大。③受照射部位：越邻近肺组织部位进行放疗时，放射性肺炎越容易发生。④合并化疗：若放疗期间使用化疗药物，会增加放射性肺炎发生风险。⑤其他因素：身体素质不佳、肺部健康状况不良、吸烟者、耐受性差、老年患者等更容易发生放射性肺炎。

因此，有效预防放射性肺炎，就要从以上多个方面进行考虑和努力。医生和物理师要精心制订和调整放疗方案，患者本人也需要注意休息、保暖、戒烟，预防感冒，避免同期化疗，治疗原有肺部疾病，以最大限度地降低放射性肺炎的风险。

放射性肺炎如何治疗

放射性肺炎的治疗要根据患者的具体情况来制订。①无症状：对于大部分乳腺癌患者，放疗后的放射性肺炎通常表现为1级，不会有任何症状，也不会对正常生活和肺功能产生影响，无须任何治疗，但仍须注意个人卫生，预防感冒。②轻度至中度症状：治疗方案将根据具体情况进行制订，可采用止咳、平喘、吸氧、祛痰和止痛等对症治疗方法。③病情加重并伴发热：放射性肺炎加重伴发热，须及时根据病毒或细菌感染的情况，给予抗病毒物或抗生素治疗，必要时加用激素。当然，在乳腺癌放疗中这种情况非常少见。④重症患者：要住院治疗，在对症支持治疗的基础上，联合应用激素、抗炎药物、使用呼吸机辅助呼吸等处理方法。这种情况在乳腺癌放疗中几乎是看不到的，尽可放心。

放射性肺炎的治疗措施

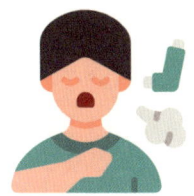
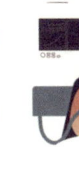
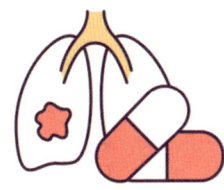

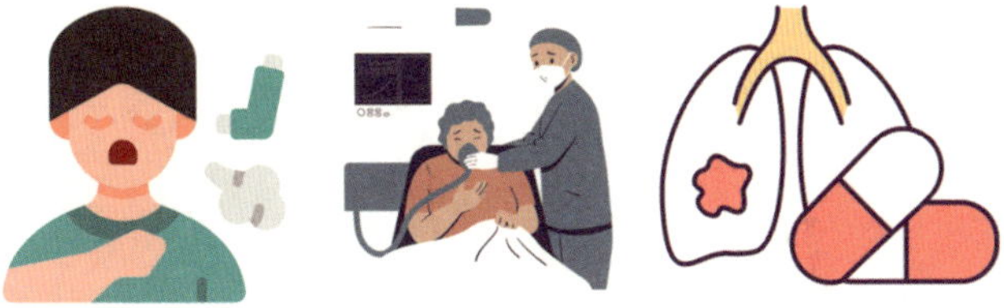

止咳平喘　　呼吸支持　　抗感染治疗

乳腺癌放疗过程中需要定期抽血化验吗

在乳腺癌放疗过程中，是需要定期抽血化验的。①抽血化验的目的：医生通过化验中的特定指标，如白细胞计数、红细胞计数、血小板计数、转氨酶、肌酐等，了解患者的免疫系统功能、贫血程度、血液凝固能力、肝肾功能等方面的情况。②化疗后的影响：大多数乳腺癌患者在化疗后骨髓储备功能也会下降。化疗后一般接着就做放疗，因此，在放疗期间可能会出现轻度骨髓抑制，需要每周进行1次血常规检查，并在出现问题时及时进行针对性治疗。但乳腺癌放疗对血象的整体影响相对较小。③同时接受其他治疗的影响：如果在放疗期间同时接受内分泌或靶向治疗药物，不仅要每周复查血常规，每月还应复一次查肝、肾功能，确保治疗的安全性和有效性。

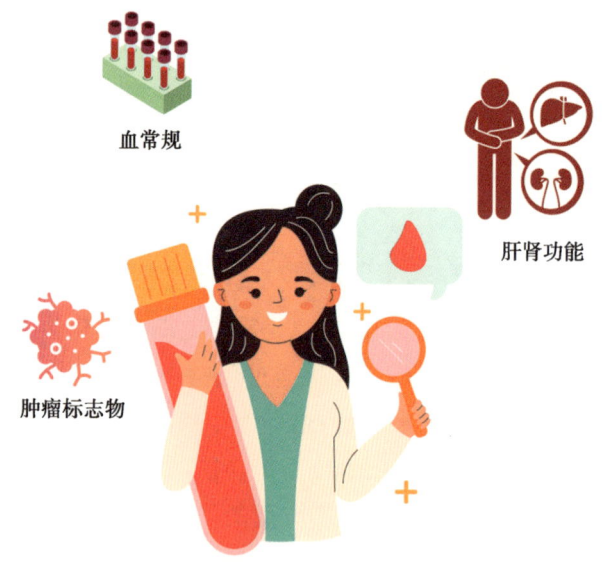

什么是骨髓抑制

放疗能有效地消灭肿瘤细胞，但也可能对正常造血细胞造成损伤，导致白细胞、血小板和红细胞等血细胞的数量减少，即放疗后骨髓抑制。根据严重程度，放疗后骨髓抑制同样分为Ⅰ度、Ⅱ度、Ⅲ度和Ⅳ度，而乳腺癌放疗期间常见的骨髓抑制一般属于Ⅰ~Ⅱ度，也就是轻度。

在接受放疗过程中出现骨髓抑制时，尽管补充营养有助于促进血细胞的再生，但这个过程同样是缓慢的。因此，患者应该尽快就医，根据实际情况使用相应的药物进行治疗，这样能够帮助患者尽早恢复血细胞的数量，降低可能引起的感染、出血和缺氧等风险。

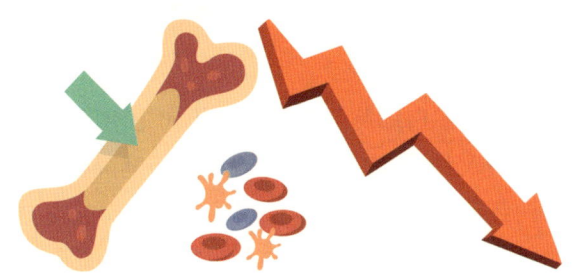

骨髓抑制造成的血细胞降低

放疗中出现白细胞低怎么办

白细胞是人体与疾病斗争的"卫士"，可防御病毒细菌入侵，也容易受到放化疗的影响而降低，放疗中出现白细胞降低比较常见，通常不严重。其处理办法主要有4种。①定期复查血常规，根据具体

放疗后白细胞低的注意事项

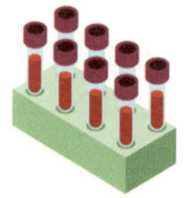
定期复查血常规

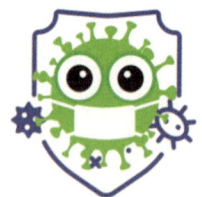
预防感染发生

健康饮食

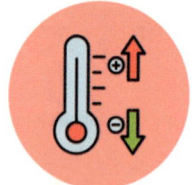
体温监测

情况用药。如白细胞降低，要尽快向主治医师报告，并根据情况使用相应的药物治疗。轻度降低者可口服升白细胞药物；重度降低者可注射长效或短效的升白细胞针剂；白细胞过低或合并重度粒细胞缺乏，伴发热，就要入住洁净病房，预防性地使用抗生素。②做好自身防护，避免感染。患者要特别注意个人卫生清洁，包括手、口腔、衣物和住所等方面的卫生。每天保持室内通风，经常开窗换气，并注意保暖，佩戴口罩，避免接触其他有咳嗽、咳痰或发热症状的人，尽量避免前往人员聚集场所。③注意均衡、营养、卫生饮食。多吃一些优质蛋白食物和富

含维生素 B_6、维生素 B_{12} 的食物，注意饮食卫生，以提高机体的免疫力。④监测体温及症状变化。治疗期间一旦出现发热、咳嗽、咳痰等异常症状，要及时就诊或告知医生。

放疗中出现血小板低怎么办

血小板是大小血管的"修补先锋"，主要功能是凝血和止血，修补破损的血管。单纯放疗引起的血小板减少是罕见的，多数是之前有过化疗病史，放疗和化疗的叠加导致血小板不同程度的减少。如果出现血小板减少，应及时和主管医生沟通，同时还需要注意：①定期复查血常规，及时和主管医生沟通。医生会根据具体情况用药，轻度降低者可以口服一些帮助增加血小板数量的生血小板药物，比如咖啡酸片、升血小板胶囊、复方皂矾丸和混合核苷片等。重度降低者可应用重组人白介素-11、重组人血小板生成素、小分子口服药物（如艾曲泊帕、阿伐曲泊帕和海曲泊帕）以及进行血小板输注等治疗方法。②谨慎活动，避免出血。患者需要尽量避免发生磕碰和其他导致伤口的行为，例如用力挖鼻、剔牙、使用硬毛牙刷刷牙，以及避免接触尖锐物品如刀叉、剪刀等。还应避免摄入过硬的食物，以及避免使用活血化瘀、可能引起血液凝结问题的药物；此外也需要避免过度劳累和剧烈运动。③注意均衡、营养饮食。多吃富含优质蛋白质的食物，可帮助恢复骨髓功能，促进血小板恢复，比如各种瘦肉、海鲜类食物、蛋类和奶类制品等；还应多摄入富含维生素C、维生素P、维生素K食物，对于提高血小板数量非常有益，比如卷心菜、芹菜、菠菜、莴笋、西红柿等；另外可尝试一些具有"升血小板"功效的食谱，比如三胶汤、五红汤、羊胫骨糯米枣粥、花生衣大枣汁、白茅根藕节汁、清煮血豆腐等。

放疗后血小板低的注意事项

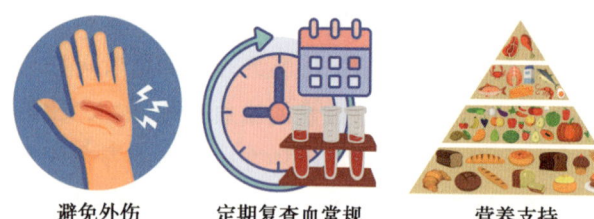

避免外伤　　定期复查血常规　　营养支持

放疗会脱发吗

放疗确实可能导致脱发，但这主要发生在照射头部的情况下的局部脱发。对于乳腺癌患者来说，放疗的照射区域通常是乳房或胸壁、腋窝、颈部等,这些区域放疗不会导致脱发的问题。如果因为脑转移需要头部放疗时,脱发是可能发生的。这种损伤通常在放疗开始后的2~3周,是暂时性的,在放疗结束后头发可以再生。放疗期间可以采取一些措施来减轻其脱发程度。①剪短头发,以减少脱发带来的不适感;②选用温和的洗发水和护发素,避免频繁使用电吹风、烫发器等对头皮有伤害的工具;③注意保持营养均衡,摄入足够的蛋白质、维生素和矿物质,有助于促进头发的生长。

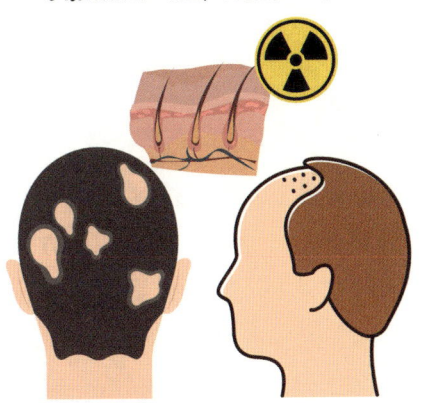

毛囊损伤本可逆,过度担心不可取

放疗期间可以洗头发吗

乳腺癌放疗期间是可以洗头的。由于放疗是一种局部治疗，乳腺癌放疗的照射范围主要覆盖乳房（胸壁）±区域淋巴引流区域，而头发及头皮并不在放疗照射范围内。因此，洗头本身并不会增加乳腺癌放疗的不良反应。在抗癌治疗期间患者的免疫力较低，洗头时要注意控制时间，保持室内温暖，避免受凉。此外，洗头时需避免湿润颈部及胸部皮肤，以免增加放射性皮炎的风险。同时，要注意保护皮肤上用于放疗的标记线，特别是在照射锁骨上下淋巴引流区域的患者身上，颈部标记线对于确保精准放疗至关重要。

接受放疗后，患者身体会有辐射、影响他人吗

放疗后患者身上不携带辐射，家人朋友请安心。①乳腺癌外照射放疗是最广泛应用的方式，也就是使用医用直线加速器、质子或重离子加速器等产生放射线来摧毁肿瘤细胞DNA。对于患者来说，只有在治疗时，治疗的机器会产生射线，每次治疗结束后，患者离开机房就不接触射线了。②乳腺癌近距离插置放疗，患者只是被辐射对象，也并非放射源，如同晒太阳，射线吸收和散射后不会停留在人体内，患者接受放疗后并不对外界产生二次辐射。

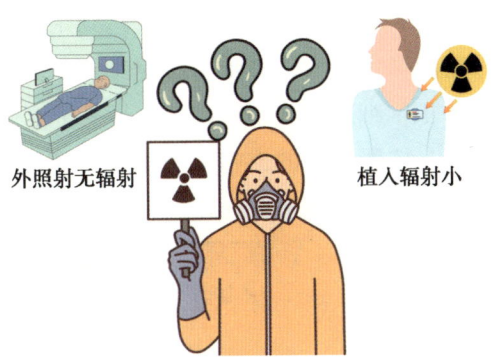

常见放疗无辐射，植入放疗影响小

外照射无辐射　　植入辐射小

放疗可以中断几天吗

在放疗过程中，患者可能因白细胞减少、皮肤反应过重、其他基础疾病加重、设备故障或各种情况导致治疗中断。通常来说，中断5～10天对放疗效果影响并不大。但如果中断时间过长，放疗医生会仔细评估中断放疗产生的影响，并调整治疗方案以弥补放射剂量的损失。

乳腺癌放疗中可以减少放疗次数吗

在放疗过程中，切勿轻易减少放疗次数。乳腺癌患者的放疗计划是放疗医生基于患者具体情况和肿瘤特征精心制订的，早在治疗开始前就已确定了放疗的剂量和次数。只有按照计划达到足够的放疗剂量，才能确保最大程度地清除癌细胞，同时尽可能减少对正常细胞的损害。因此，患者务必听从医生的建议，按照完整的放疗计划执行，确保癌细胞无所遁形，被彻底"扫荡"。

乳腺癌患者放疗期间可以洗澡吗

在放疗期间，为了确保体表定位线清晰，医生通常建议患者在放疗期间尽量避免洗澡。因为洗澡可能导致定位线变模糊，进而影响放疗的准确度。如果定位线消失，需要重新定位，既耽误时间，又多花钱。

如果确实有清洁需求，可遵循以下步骤进行，以保证放疗的精准性。①在保证定位线清晰的前提下，可选择温水淋浴，时间不要过长。照射区域的皮肤可使用防水材质覆盖，避免沾水，切勿使用沐浴洗护产品；照射区域外的皮肤则可正常清洁。②如不慎淋湿了照射区，可使用纯棉手巾轻轻沾干皮肤，切忌摩擦皮肤。③放疗中后期，皮肤反应的发生概率逐渐增加。照射区域的皮肤遇水后可能更为敏感，而已发生皮肤反应的区域遇水可能症状加重。此时，最好减少沐浴的次数，注重皮肤的保护，使其保持干燥，避免摩擦。④放疗结束后的7~10天是皮肤反应发生的高峰期，建议在放疗结束4周后再尝试温水淋浴，以减少对皮肤的刺激。

乳腺癌放疗期间洗澡的注意事项

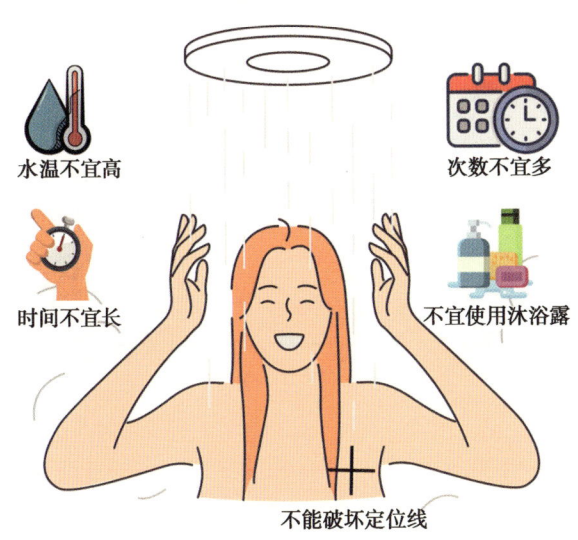

专家有话说

洗澡虽好，放疗精准更重要。小心翼翼、顺顺利利完成放疗才是硬道理

乳腺癌放疗期间的饮食要点

专业营养搭配好，饮食禁忌要重视

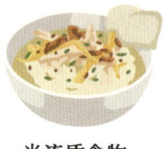
半流质食物

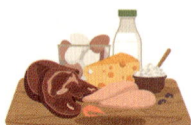
高热量/高蛋白质

水果蔬菜

多饮水

忌食辛辣坚硬食物

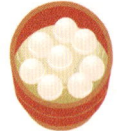
忌黏米糯米食品

戒烟、戒酒

戒咖啡

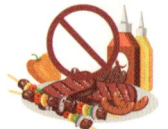
忌烧烤、熏肉

接受放疗后患者可有食欲缺乏，科学合理的营养饮食可促进组织修复，提高治疗效果。患者朋友们可以记住这几句饮食要点。

多吃肉蛋奶，少油少盐糖。

蔬果巧搭配，谷物更健康。

放疗中饮食要注意：①品种丰富，搭配合理，营养均衡，不要盲目忌口。②宜高蛋白质、高维生素、低脂饮食，提高如海产品、新鲜果蔬、全谷物、豆制品及奶制品等食物的摄入占比。③适量食用如核桃、夏威夷果等含健康脂肪的坚果。④烹饪方式建议多选择煮、炖、蒸，使食物清淡，无刺激，易消化。⑤少食多餐，保证足够营养和水分摄入。⑥禁烟酒，忌高盐、高糖、高脂肪的油腻食物及腌制类食品。少吃过冷、过硬、过热、辛辣食物。高脂肪饮食不仅会降低机体免疫力，还会刺激乳腺癌细胞发生发展，从而增加乳腺癌发病风险。

乳腺癌患者放疗期间用药要注意什么

乳腺癌患者在放疗期间可能需要合并用药。①基础疾病用药：若患者本身有高血压、高血脂、糖尿病等基础疾病，要使用相应的药物，应继续用药以保持血压、血脂、血糖等的稳定，这有助于顺利完成放疗。②辅助药物治疗：部分患者在放疗的同时要辅助内分泌治疗，但部分药物可能有增加放疗不良反应的风险，用药前一定要咨询主管医生。需要靶向治疗的患者，如果在放疗开始前心功能正常，曲妥珠单抗可与放疗同时使用。部分患者可能需要接受辅助强化治疗，强化方案可能带来一定的不良反应，建议咨询主管医生，由医生评估病情和身体耐受程度，酌情调整用药方案，或者考虑在放疗结束后应用。③身体不适症状处理：如果在放疗期间出现身体不适，如咳嗽、发热等症状，建议及时咨询主管医生。在医生的指导下进行药物治疗，切勿擅自用药，以确保治疗安全有效。

> **专家有话说**
>
> 在治疗过程中，患者应与医生保持密切沟通，及时报告任何不适症状，以便医生能够及时调整治疗方案，确保患者在放疗期间的整体健康状况。

放疗后上肢水肿怎么办

乳腺癌放疗后，患侧上肢有时会出现水肿，即放疗后淋巴水肿。淋巴管是身体里的一种管道，负责将淋巴液从身体的各个部位回流到淋巴结。如果淋巴管受损，淋巴液就无法顺利回流，就会在组织里堆积起来，出现上肢肿胀、疼痛甚至肢体变形、功能障碍等。轻度的淋巴水肿一般选择非药物治疗，如用温和的淋巴引流按摩、压力袜、压力绷带、适度的锻炼等方式促进淋巴液回流；重度的淋巴水肿则要手术治疗。另外，要避免上肢受伤和感染，如果出现红肿热痛等症状，应及时就医，行抗炎治疗。总体而言，腋窝淋巴结清扫术会增大水肿概率；哨位淋巴结活检术则几乎不会引起上肢淋巴水肿。

放疗期间水肿处理措施

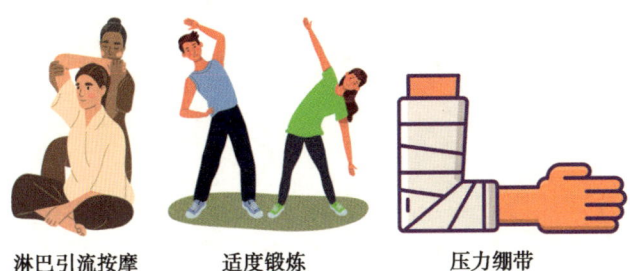

淋巴引流按摩　　适度锻炼　　　压力绷带

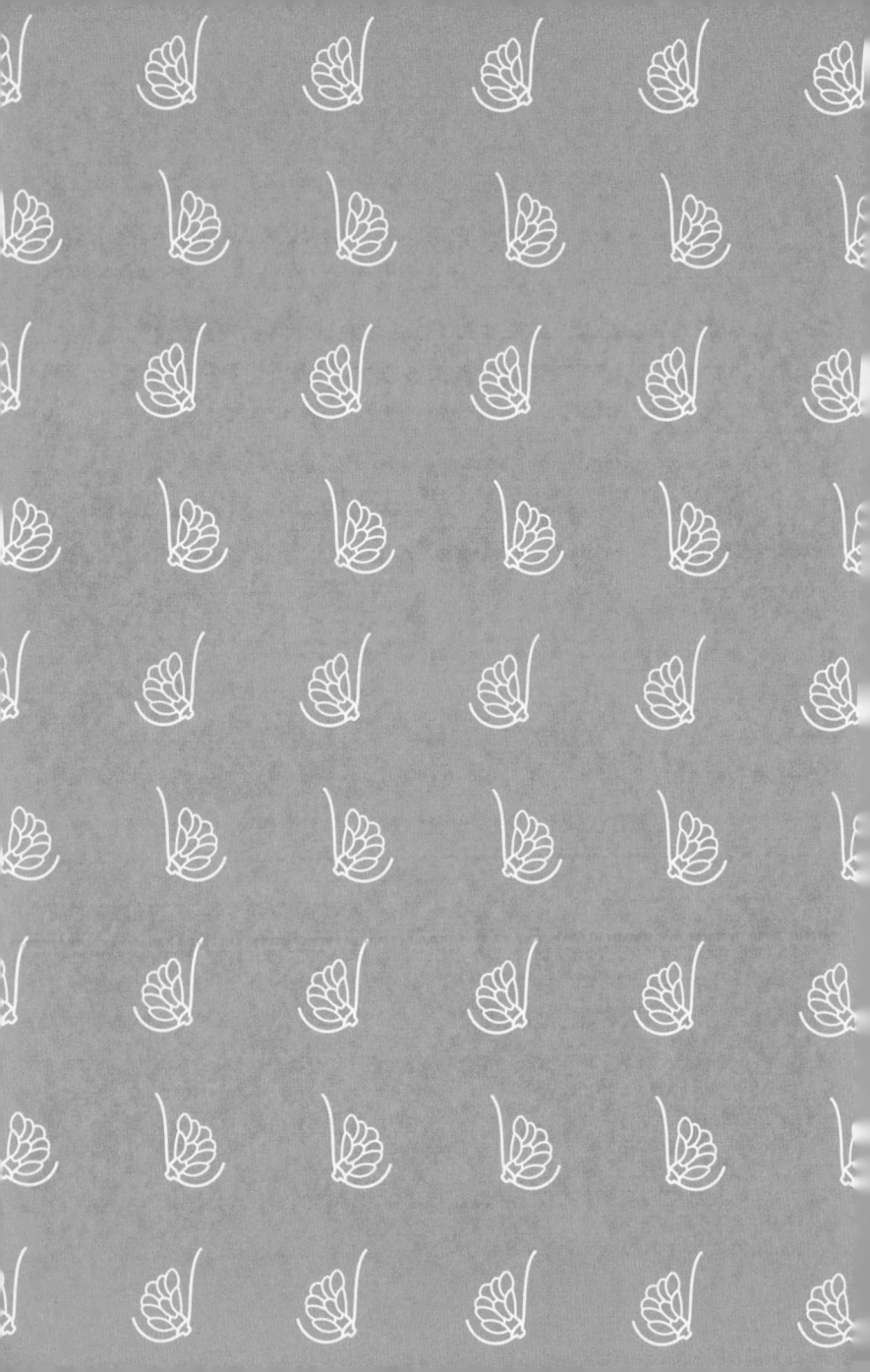

PART 5

不容懈怠
乳腺癌放疗后随访

在完成乳腺癌的放疗后,患者重返正常生活,并不意味着整个治疗之旅就此结束。放疗后的随访,就像是一次与医生的定期约会,帮助患者更好地了解自己的身体状况,及时发现那些不易察觉的问题,将可能的复发或转移扼杀在萌芽状态。

放疗结束后,患者有哪些要谨记

放疗结束后的注意事项

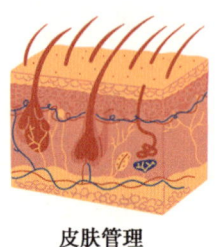

皮肤管理

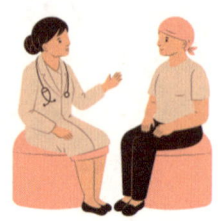

定期随访

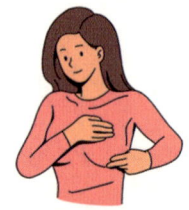

自我检查

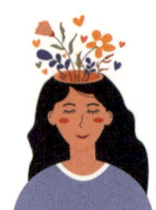

心理健康

①保护照射野皮肤:乳腺癌放疗结束后皮肤的不良反应仍可能持续一段时间,甚至还会加重。建议尽量选择纯棉内衣,温和中性的沐浴露,注意防晒,不要随意涂抹强刺激性护肤品。皮肤不良反应明显时请及时就诊。②遵循医嘱、定期随访:严格遵循医生的建议和处方,正确使用药物,定期复查,严格监管任何潜在的复发或转移风险。③乳腺自我检查:患者如果发现异常的情况,一定要在门诊随访时及时告知医

生。④心理疏导：患者要理性接受患病事实，摒弃错误的想法，必要时还可以寻求家人、朋友、心理医生甚至癌症康复支持团队的支持。

放疗后多久做复查

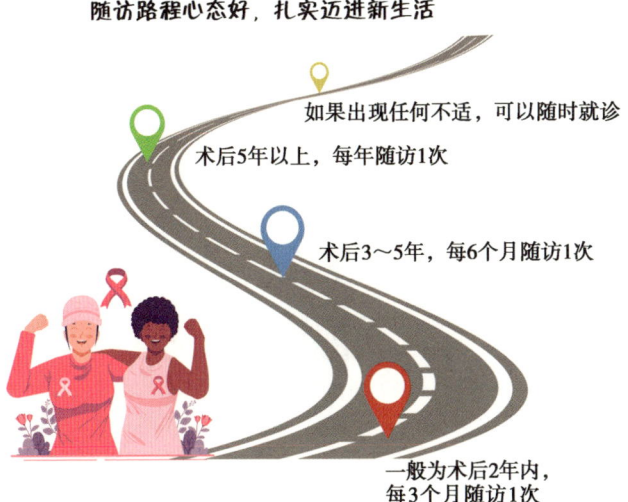

随访路程心态好，扎实迈进新生活

如果出现任何不适，可以随时就诊

术后5年以上，每年随访1次

术后3~5年，每6个月随访1次

一般为术后2年内，每3个月随访1次

为了更好地康复并改善预后，医生会根据复发风险来决定随访的频率：①一般为术后2年内，每3个月随访1次；②3~5年，每6个月随访1次；③术后5年以上，每年随访1次。当然，如果出现任何不适，可以随时就诊。在随访过程中，如若发现放疗局部或者其他异常情况，医生会开展一系列更精准的复查。

乳腺癌患者放疗后多长时间可以妊娠

妊娠考虑看情况，专业咨询要考量

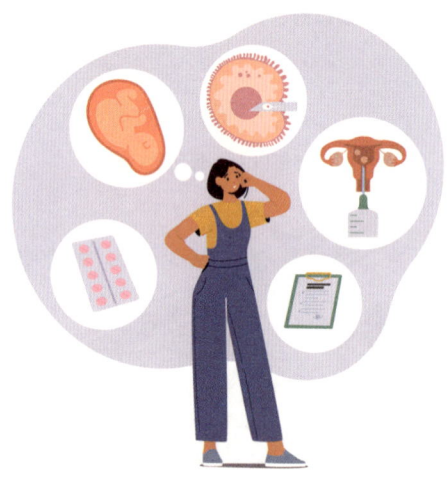

其实，乳腺癌患者内科治疗（化疗、靶向及内分泌治疗）对妊娠的影响更大，放疗并不是首先考虑的因素。虽然乳腺放疗不会直接照射卵巢，但是散射线可能对女性的卵巢有一定影响，导致卵巢储备功能下降和潜在的不孕风险。而卵巢损伤的程度取决于放射剂量、治疗时患者的年龄以及放疗所使用的具体技术等因素。患者在放疗之前应告知医生是否希望保留生育能力,放疗医生会采取适当的措施进行卵巢的保护。

乳腺癌患者放疗后怀孕的能力取决于多种因素:包括放疗的治疗方案、患者个体的生育能力及其整体健康状况。一般建议完成治疗后等待一段时间再尝试怀孕。如果患者有强烈的妊娠需求,可以考虑抗肿瘤治疗前进行胚胎冷冻保存、卵子冷冻或卵巢组织冷冻保存等生育力保存技术。

乳腺癌患者如何增强免疫力

乳腺癌患者增强免疫力从六个方面做起。①均衡饮食:每日摄入多种水果、蔬菜、全谷物、瘦肉蛋白和健康脂肪。②健康生活方式:饮水充足,不吸烟,限制饮酒,保持良好的卫生习惯。③定期锻炼:按照医生给的建议以及结合自身身体状况,合理进行有氧运动、力量训练和灵活性练习。④充足的睡眠:保持每晚7~8小时的优质睡眠。建立规律的睡眠习惯,创造舒适的睡眠环境。⑤压力管理:长期强压力会削弱免疫系统。可以选择深呼吸、冥想、瑜伽等方法。⑥疫苗接种:按照医生建议,接种流感疫苗和肺炎球菌疫苗等,有助于预防季节性感染。

增强免疫力推荐

 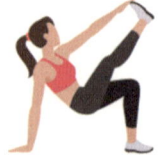 

均衡饮食　　　适度运动　　　充足睡眠

压力管理 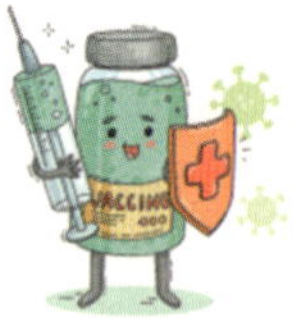　　　接种疫苗

乳腺癌治疗期间如何与医生沟通

乳腺癌患者与医生沟通注意五个方面。①看医生之前准备问题清单。列出关注的问题,以便就诊时能获得需要的信息。②与医生坦诚沟通。告知医生自己的症状、感觉和担忧,以便医生制订合适的治疗计划。③向医生全面了解病情、治疗选择和预后,以便更好地配合治疗,争取更好的治疗效果。④必要时可与医生共同参与制订治疗计划,确保对治疗有更多的掌控感。⑤与医生互相打气,积极心

态对待，医护人员不仅是患者战胜病魔的战友，更是向导，承受了巨大的工作压力和心理压力，患者的支持和鼓励会给医护人员巨大力量和信心。

与医生沟通病情有利于后续治疗

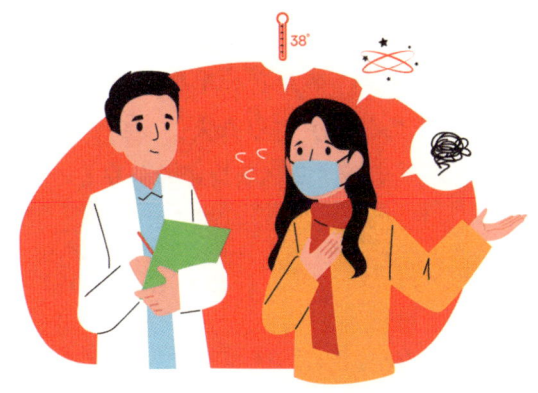

如何适应乳房外观和自我形象的改变

乳房外观和自我形象改变后的注意事项

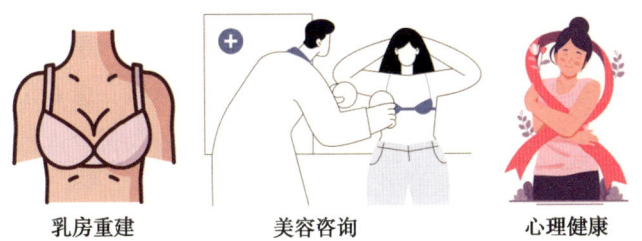

乳房重建　　　美容咨询　　　心理健康

乳腺癌手术之后，患者适应外观的改变可能是一个艰难的过程，这里提供四个方法：①治疗前和主管医生多做沟通，是否符合有保乳手术的可能，目前保乳术疗效和根治术效果类似，而保乳术对乳腺外观的影响较小。②考虑乳房再造，佩戴义乳或是乳房重建手术都可以更好地缓解心理压力。③寻求美容顾问的意见，在穿衣和造型上更好地适应形象变化。④寻求心理医生和家人的支持，参加乳腺癌康复或者病友支持团队，获得经验分享。

放疗后需要关注二次致癌风险吗

放疗也存在一定的二次致癌风险。因为放疗采用"无差别攻击"方式，这样的辐射不仅会摧毁癌细胞，也会对周围组织产生损害。而这种损害未来可能会增加患其他癌症（如肺癌、食管癌、甲状腺癌或肉瘤等）的风险，尤其是在治疗后的10~15年。虽然风险存在，但总体发生率极低，接受放疗的乳腺癌患者出现第二非乳腺癌的标准化发生率（即实际发病率除以预期发病率）只有1.12。当然，患者也可以与自己的主治医生进行有效沟通，根据个人情况提前采取相应预防措施。

后 记

乳腺癌是一种复杂的疾病，其治疗需要多学科协作和个性化的方案，是一个长期的过程，需要医疗团队、患者及家属的持续努力和耐力；其影响涉及身体、心理和社会等多个方面，需要社会广泛的关爱和帮助。本书以科学的态度，从客观的角度解读乳腺癌放疗的原理、作用和科研进展；以积极的心态、图文并茂的形式全方位展示放疗对乳腺癌病情的控制和患者康复的前景。我们将与读者一起经受挑战，把握治愈疾病的希望；相信在团队的关心和支持下，患者及家人一定会对战胜病魔充满信心和力量！

衷心祝愿您和家人身心健康、生活幸福！

黄伟　夏耀雄

相 关 图 书 推 荐

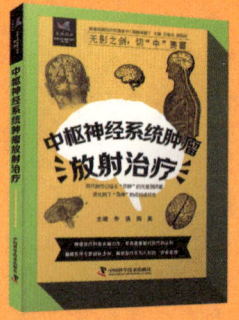

无影之剑，切"中"要害

中枢神经系统肿瘤放射治疗
主编　乔俏　阎英
定价　39.80元

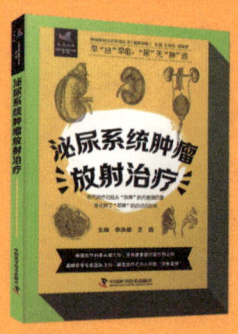

早"放"早愈，"尿"无"肿"迹

泌尿系统肿瘤放射治疗
主编　李洪振　王皓
定价　39.80元

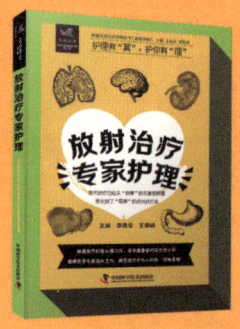

护理有"翼"，护你有"理"

放射治疗专家护理
主编　李葆华　王攀峰
定价　39.80元